**Hefte zur Zeitschrift „Der Unfallchirurg"**

Herausgegeben von:
L. Schweiberer und H. Tscherne

# 263

Springer
*Berlin
Heidelberg
New York
Barcelona
Budapest
Hongkong
London
Mailand
Paris
Santa Clara
Singapur
Tokio*

Rainer Letsch

# Alloplastische Kreuzbandchirurgie

Ergebnisse einer klinischen Studie
und experimentelle Untersuchungen
zur Bandverankerung

Mit 89 Abbildungen in 108 Einzeldarstellungen
und 28 Tabellen

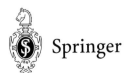

Springer

Reihenherausgeber
Professor Dr. Leonhard Schweiberer
Direktor der Chirurgischen Universitätsklinik München Innenstadt
Nußbaumstraße 20, D-80336 München

Professor Dr. Harald Tscherne
Medizinische Hochschule, Unfallchirurgische Klinik
Konstanty-Gutschow-Straße 8, D-30625 Hannover

Autor
Priv.-Doz. Dr. Rainer Letsch
Krankenhaus Am Urban
Chefarzt Abteilung für Unfallchirurgie
Dieffenbachstraße 1, D-10967 Berlin

ISSN 0945-1382
ISBN 3-540-62506-2 Springer-Verlag Berlin Heidelberg New York

Die Deutsche Bibliothek – CIP-Einheitsaufnahme
[Der **Unfallchirurg / Hefte**] Hefte zur Zeitschrift „Der Unfallchirurg". – Berlin ; Heidelberg ;
New York ; Barcelona ; Budapest ; Hongkong ; London ; Mailand ; Paris ; Santa Clara ; Singapur ;
Tokio ; Springer.
Früher Schriftenreihe
Bis 226 (1992) u.d.T.: Hefte zur Unfallheilkunde
Reihe Hefte zu: Der Unfallchirurg
ISSN 0945-1382
NE: HST
263. Letsch, Rainer: Alloplastische Kreuzbandchirurgie. – 1997
**Letsch, Rainer:** Alloplastische Kreuzbandchirurgie : Ergebnisse einer klinischen Studie und experimentelle Untersuchungen zur Bandverankerung ; mit 28 Tabellen / R. Letsch. – Berlin ; Heidelberg ;
New York ; Barcelona ; Budapest ; Hongkong ; London ; Mailand ; Paris ; Santa Clara ; Singapur ;
Tokio : Springer, 1997
(Hefte zur Zeitschrift „Der Unfallchirurg" ; 263)
ISBN 3-540-62506-2

Dieses Werk ist urheberrechtlich geschützt. Die dadurch begründeten Rechte, insbesondere die der
Übersetzung, des Nachdrucks, des Vortrags, der Entnahme von Abbildungen und Tabellen, der Funksendung, der Mikroverfilmung oder der Vervielfältigung auf anderen Wegen und der Speicherung in
Datenverarbeitungsanlagen, bleiben, auch bei nur auszugsweiser Verwertung, vorbehalten. Eine Vervielfältigung dieses Werkes oder von Teilen dieses Werkes ist auch im Einzelfall nur in den Grenzen
der gesetzlichen Bestimmungen des Urheberrechtsgesetzes der Bundesrepublik Deutschland vom
9. September 1965 in der jeweils geltenden Fassung zulässig. Sie ist grundsätzlich vergütungspflichtig.
Zuwiderhandlungen unterliegen den Strafbestimmungen des Urheberrechtsgesetzes.

© Springer-Verlag Berlin Heidelberg 1997
Printed in Germany

Die Wiedergabe von Gebrauchsnamen, Handelsnamen, Warenbezeichnungen usw. in diesem Werk
berechtigt auch ohne besondere Kennzeichnung nicht zu der Annahme, daß solche Namen im Sinne
der Warenzeichen- und Markenschutz-Gesetzgebung als frei zu betrachten wären und daher von
jedermann benutzt werden dürften.
Produkthaftung: Für Angaben über Dosierungsanweisungen und Applikationsformen kann vom Verlag keine Gewähr übernommen werden. Derartige Angaben müssen vom jeweiligen Anwender im
Einzelfall anhand anderer Literaturstellen auf ihre Richtigkeit überprüft werden.

Umschlaggestaltung: Design & Production GmbH, 69121 Heidelberg
Satz: FotoSatz Pfeifer GmbH, 82166 Gräfelfing
SPIN: 10555081     24/3135 – 5 4 3 2 1 0 – Gedruckt auf säurefreiem Papier

*Meiner Frau Karin
und unseren Kindern Julia, Philip und Anna
in Dankbarkeit und Liebe*

# Vorwort

100 Jahre nach der ersten Kreuzbandnaht stehen die Verletzungen der Kreuzbänder mehr denn je im Mittelpunkt des unfallchirurgischen Interesses.

Bedingt durch eine enorme Zunahme des Breiten- und Spitzensports, insbesondere kniegefährdender Sportarten, ist nicht nur die Zahl der Verletzungen erheblich gestiegen, auch das Wissen und die Sensibilität der Ärzte für Kreuzbandschäden ist in den letzten Jahren deutlich gewachsen. Dies führte zwangsläufig zum Anstieg der Diagnosehäufigkeit und – nachdem klinische Folgen und Spätschäden unbehandelter Kreuzbandrupturen immer offenbarer wurden – zu einer intensiven Suche nach geeigneten operativen Verfahren.

Die zunächst geübte einfache Naht des rupturierten Kreuzbandes ist inzwischen weitgehend verlassen worden, da hier die Spätergebnisse keine Verbesserung zur rein konservativ funktionellen Therapie erbrachten. Dies führte zum einen zur Hinwendung zu bandplastischen Operationen, zum anderen zum Gedanken der Verstärkung der Kreuzbandnaht (allgemein „Augmentation" genannt, besser jedoch als „Nahtprotektion" bezeichnet) durch autogene oder alloplastische Materialien.

Die künstlichen Kreuzbänder hatten nach einer Anfangseuphorie in den 70er und frühen 80er Jahren herbe Rückschläge erlitten. Dies ist im wesentlichen auf unkritische Anwendung, fehlerhafte Operationstechniken, ungeeignete Materialien und ungenügende Nachuntersuchungen zurückzuführen, so daß ihnen heute ein negatives Image anhaftet.

Da sich der Einsatz alloplastischen Materials in vielen anderen Bereichen der operativen Medizin – zum Teil nach Irrwegen und Rückschlägen – durchgesetzt hat (z.B. künstliche Gelenke, Herzklappen, Gefäßprothesen), entstand der Gedanke, unter eng eingegrenzter Indikationsstellung den Versuch zu machen, ein geeignetes synthetisches Band für die Kreuzbandchirurgie einzusetzen und engmaschigen Kontrollen durch regelmäßige Nachuntersuchungen zu unterziehen. Im Rahmen dieser klinischen Studie ergaben sich Fragen der Verankerung künstlicher Bänder am Knochen, die Anlaß zu experimentellen Untersuchungen gaben und im zweiten Teil des Heftes dargestellt sind.

Möge der vorliegende Band dazu dienen, ein genaueres Bild über die Einsatzmöglichkeiten alloplastischer Ligamente in der Kreuzbandchirurgie zu vermitteln, damit die speziell auf diesem Gebiet häufig geübte Schwarzweißmalerei einer differenzierten Betrachtungsweise weicht.

*Danksagung.* Eine klinische und experimentelle Forschungsarbeit wie die vorgelegte Studie ist nur durch die Zusammenarbeit und Mithilfe Vieler möglich. Ihnen allen gilt mein Dank. An erster Stelle danke ich Herrn *Prof. Dr. K.P. Schmit-Neuerburg*, meinem unfallchirurgischen Lehrer und Förderer. Seine Führung und Unterstützung haben mir den Weg zur Verwirklichung dieser umfangreichen Studie ermöglicht. Er stand mir jederzeit mit wertvoller Hilfe, mit Anregungen, Rat und Tat zur Seite.

Des weiteren gilt mein aufrichtiger Dank allen Freunden, Helfern und Kollegen, die mich bei zahlreichen Untersuchungen und bei der Anfertigung dieser Schrift in mannigfaltiger Weise unterstützten: Herrn *Dr. med. J.M. Garcia-Schürmann*, der sowohl bei der Durchführung und Auswertung der experimentellen Untersuchungen als auch bei der kritischen Durchsicht des Manuskriptes ein unschätzbarer Helfer war; Herrn *Dr. med. H.J. Kock*, der die histologische und elektronenoptische Aufarbeitung der explantierten Kunstbänder vornahm und mich bei der klinischen Nachuntersuchung unterstützte; Herrn *Dipl. Biol. F. Kauer* für die intensive Hilfe und Beratung bei den experimentellen Untersuchungen und für die Erstellung vieler Zeichnungen; den Kollegen *PD Dr. med. U. Obertacke* und *Dr. med. F. Neudeck* sowie Frau *B. Beckmann*, die durch Korrekturlesen des Manuskriptes der Arbeit zur ihrer endgültigen Fassung verhalfen; Herrn *Prof. Dr. med. K.M. Stürmer*, der die klinische Studie mitinitiierte und dessen klinische und experimentelle Erfahrung eine große Hilfe für mich war; Herrn *Dipl. Ing. W. Piepenbring* vom Technischen Zentrallabor, der die Halterung für die Zug-Dehnungs-Versuche entwickelte; den Herren *K. Bierwirth* und *A. Brauksiepe* für die Hilfe bei den statistischen Berechnungen.

Außerdem danke ich Herrn *H. Hirche* vom Institut für Medizinische Informatik und Biomathematik des Universitätsklinikums Essen, Frau *Dr. H. Guo* und Frau *H. Uhlenkott* von der Abteilung für experimentelle Chirurgie sowie allen Kolleginnen und Kollegen, die mir durch die Übernahme klinischer Verpflichtungen die Möglichkeit zur Forschung gaben.

Ich danke auch für Unterstützung durch: Herrn *Dr. Ing. G. Bensmann* von der Fa. Krupp Medizintechnik, der die ersten Prototypen der Klemmhülse erstellen ließ und zahlreiche Anregungen zu ihrer Verbesserung machte; Frau *U. Volmer*, Herrn *H.J. Volmer* und Herrn *O. Tulaszewski* von der Fa. Telos, die mir das alloplastische Bandmaterial für die Durchführung der experimentellen Studie zur Verfügung stellten; Herrn *H. Fricke* und Herrn *Dipl. Ing. M. Mindak* von der Fa. Biomet, die ebenfalls zahlreiche Prototypen sowie die endgültige Version der Klemmhülse fertigen ließen und mir zur Verfügung stellten.

Für die technische Hilfe bei der Erstellung dieser Schrift gilt mein Dank der Fotoabteilung der Chirurgischen Klinik, der Fotoabteilung des Technischen Zentrallabors und Frau *G. Uhlig* für den Einsatz und die Geduld beim Schreiben von großen Teilen des Manuskriptes.

Last not least bin ich allen Patienten zu großem Dank verpflichtet, die sich bereit erklärten, an der klinischen Studie teilzunehmen und die die regelmäßigen und zeitraubenden Nachuntersuchungen auf sich nahmen.

*Priv.-Doz. Dr. med. Rainer Letsch*

# Inhaltsverzeichnis

| | | |
|---|---|---|
| 1 | Der alloplastische Kreuzbandersatz: Historischer Überblick .......... | 1 |
| 2 | **Probleme in der Chirurgie des vorderen Kreuzbandes** .............. | 9 |
| 2.1 | Aktueller Wissensstand ......................................... | 9 |
| 2.1.1 | Inzidenz ...................................................... | 9 |
| 2.1.2 | Anatomie und Biomechanik ..................................... | 9 |
| 2.1.3 | Natürlicher Verlauf von VKB-Verletzungen ....................... | 12 |
| 2.1.4 | Operative Therapie ............................................ | 15 |
| 2.1.4.1 | Kreuzbandnaht ................................................ | 15 |
| 2.1.4.2 | Nahtprotektion ................................................ | 16 |
| 2.1.4.3 | Kreuzbandplastik .............................................. | 18 |
| 2.1.4.4 | Augmentation ................................................. | 24 |
| 2.1.4.5 | Alloplastischer Bandersatz ..................................... | 26 |
| 2.1.5 | Bisheriger Kenntnisstand: Zusammenfassung ..................... | 29 |
| 2.2 | Spezielle Problemstellung beim Einsatz alloplastischen Bandmaterials .. | 30 |
| 3 | **Klinische Studie** ............................................... | 32 |
| 3.1 | Patienten und Methoden ........................................ | 32 |
| 3.1.1 | Studiendesign ................................................. | 32 |
| 3.1.2 | Charakterisierung des Kunstbandes ............................. | 32 |
| 3.1.3 | Präoperative Diagnostik ........................................ | 34 |
| 3.1.4 | Operationstechnik ............................................. | 35 |
| 3.1.5 | Postoperative Weiterbehandlung ................................ | 40 |
| 3.1.6 | Patientenkollektiv .............................................. | 40 |
| 3.1.7 | Nachuntersuchung ............................................. | 41 |
| 3.1.7.1 | Evaluierung anhand verschiedener Scores ....................... | 41 |
| 3.1.7.2 | Ermittlung des Aktivitätsniveaus ................................ | 43 |
| 3.1.7.3 | Stabilitätsmessung mit dem KT 1000 ............................. | 43 |
| 3.1.7.4 | Röntgenologische Stabilitätsprüfung ............................. | 43 |
| 3.1.7.5 | Testung der muskulären Rehabilitation .......................... | 45 |
| 3.1.7.6 | Röntgenologische Bestimmung des Arthrosegrades ............... | 46 |
| 3.1.7.7 | Weitere Untersuchungen ....................................... | 46 |
| 3.1.8 | Datenerfassung und -verarbeitung, statistische Auswertung ........ | 47 |
| 3.2 | Ergebnisse .................................................... | 47 |
| 3.2.1 | Patientenerfassung des Gesamtkollektivs ........................ | 47 |

| | | |
|---|---|---|
| 3.2.2 | Ergebnisse bei chronischen Komplexinstabilitäten (salvage procedures) | 48 |
| 3.2.2.1 | Patientenerfassung | 48 |
| 3.2.2.2 | Anamnestische Daten und Diagnosestellung | 48 |
| 3.2.2.3 | Intraoperativer Befund | 48 |
| 3.2.2.4 | Operative Maßnahmen | 48 |
| 3.2.2.5 | Scores | 49 |
| 3.2.2.6 | Aktivitätsniveau | 51 |
| 3.2.2.7 | Stabilität | 51 |
| 3.2.2.8 | Komplikationen | 52 |
| 3.2.3 | Ergebnisse der akut versorgten Kreuzbandrupturen (Nahtprotektion) | 53 |
| 3.2.3.1 | Patientenerfassung | 53 |
| 3.2.3.2 | Anamnestische Daten und Diagnosestellung | 53 |
| 3.2.3.3 | Intraoperativer Befund | 53 |
| 3.2.3.4 | Operative Maßnahmen | 53 |
| 3.2.3.5 | Scores | 54 |
| 3.2.3.6 | Aktivitätsniveau | 57 |
| 3.2.3.7 | Stabilität | 58 |
| 3.2.3.8 | Komplikationen | 58 |
| 3.2.4 | Ergebnisse mit Bezug zum Gesamtkollektiv aller Trevira-Band-Operationen | 60 |
| 3.2.4.1 | Rupturen | 60 |
| 3.2.4.2 | Begleitverletzungen | 63 |
| 3.2.4.3 | Isokinetik | 66 |
| 3.2.4.4 | Arthrosegrad | 67 |
| 3.2.4.5 | Stabilitätsvergleich KT 1000 – radiologischer Lachman Test | 69 |
| 3.2.4.6 | Validitätsvergleich verschiedener Scores | 71 |
| | | |
| **4** | **Verankerung alloplastischer Bänder** | **73** |
| 4.1 | Aktueller Wissensstand | 73 |
| 4.2 | Problemstellung | 80 |
| 4.2.1 | Konzeption der Klemmhülse | 81 |
| | | |
| **5** | **Experimentelle Studie** | **82** |
| 5.1 | Material und Methoden | 82 |
| 5.1.1 | Vorversuche | 82 |
| 5.1.1.1 | Formgebung und Oberflächenbeschaffenheit | 82 |
| 5.1.1.2 | Einschlagen des Klemmstifts | 84 |
| 5.1.2 | Belastungsversuche | 85 |
| 5.1.2.1 | Versuchsaufbau und -durchführung | 85 |
| 5.1.2.2 | Geprüfte Materialien | 87 |
| 5.1.2.3 | Untersuchte Verankerungsarten | 89 |
| 5.1.2.4 | Untersuchte Parameter | 91 |
| 5.1.3 | Hystereseversuche – Versuchsaufbau und -durchführung | 92 |
| 5.2 | Ergebnisse | 92 |
| 5.2.1 | Versagensgrenze | 92 |
| 5.2.2 | Maximale Bruchlast | 93 |
| 5.2.3 | Steifigkeit | 95 |

| | | |
|---|---|---|
| 5.2.4 | Längenänderung und Dehnung | 96 |
| 5.2.5 | Versagensmuster | 98 |
| 5.2.5.1 | Einzelklammer | 98 |
| 5.2.5.2 | Doppelklammer | 101 |
| 5.2.5.3 | Z-Technik | 101 |
| 5.2.5.4 | Klemmhülse | 103 |
| 5.2.6 | Hystereseversuche | 104 |
| **6** | **Diskussion** | 107 |
| 6.1 | Zur klinischen Studie | 107 |
| 6.1.1 | Indikation, Wahl des Bandes, Implantationsprinzipien | 107 |
| 6.1.2 | Diagnostik | 108 |
| 6.1.3 | Operationstechnik: Beurteilung, Fehlermöglichkeiten | 109 |
| 6.1.4 | Analyse der Versager, Fremdkörperreaktion | 110 |
| 6.1.5 | Vorteile der synthetischen Bandplastik, funktionelle Weiterbehandlung | 112 |
| 6.1.6 | Einflußfaktoren, Begleitverletzungen | 115 |
| 6.1.7 | Stabilität: Literaturvergleich, Evaluation der Meßmethoden | 117 |
| 6.1.8 | Posttraumatische bzw. postoperative Arthrose: Verlauf und Beurteilung | 119 |
| 6.1.9 | Scores: Generelle Problematik, Validisierung | 121 |
| 6.2 | Zur experimentellen Studie | 123 |
| 6.2.1 | Verankerung, Elongation | 123 |
| 6.3 | Schlußfolgerungen | 125 |
| 6.4 | Perspektiven | 128 |
| **7** | **Zusammenfassung** | 132 |
| **Literatur** | | 133 |
| **Anhang: Nachuntersuchungsbögen der klinischen Studie** | | 151 |
| **Sachverzeichnis** | | 159 |

# 1 Der alloplastische Kreuzbandersatz: Historischer Überblick

Das vordere Kreuzband (VKB) ist seit Galen als gelenkstabilisierende Struktur bekannt (zit. nach Beinker u. Kahlenberg 1939). Dieses Wissen geriet für Jahrhunderte in Vergessenheit. Zu Beginn des 19. Jahrhunderts führten die Gebrüder Weber aus Göttingen Versuche mit Leichenkniegelenken durch. Sie stellten eine abnorme a.-p.-Beweglichkeit der Tibia nach Durchtrennung des VKB fest. Sie beschrieben ebenfalls den Roll-Gleit-Mechanismus des Kniegelenks und das Spannungsverhalten verschiedener Bündel der Kreuzbänder (Weber u. Weber 1836).

In der angelsächsischen Literatur wird allgemein Stark als Erstbeschreiber einer Kreuzbandruptur erwähnt (Stark 1850). Dies ist nicht ganz korrekt, da bereits 5 Jahre früher Bonnet in der Erstauflage seines Lehrbuchs der Gelenkerkrankungen (*Traité des maladies des articulations*) Kreuzbandrupturen sowie den damit einhergehenden Hämarthros beschrieben hat und ihr Vorkommen viel häufiger als allgemein angenommen postulierte (Bonnet 1845).

Auch die Gelenkschädigung durch langdauernde Ruhigstellung ist seit langem bekannt. 1871 wies Menzel in Experimenten an Hunden und Kaninchen nach, daß eine Gipsruhigstellung makroskopisch und lichtmikroskopisch frühzeitige Knorpelveränderungen nach sich zog (Menzel 1871).

Die erste Erwähnung der extensionsnahen vorderen Schublade (heute allgemein als Lachman-Test bezeichnet) erfolgte 1875 von Noulis, der im Rahmen seiner Dissertation an der Sorbonne die Bänder des Kniegelenks untersuchte und dabei die ventrale Subluxation der Tibia nach VKB-Durchtrennung bei schwacher Kniebeugung beschrieb (zit. nach Pässler 1993).

1879 gab der französische Chirurg und Gynäkologe Segond die erste genaue Beschreibung von Befund und Symptomen einer Kreuzbandruptur:

- starker Gelenkschmerz
- häufig ein hörbares reißendes oder knallendes Geräusch im Gelenk,
- rascher Gelenkerguß
- bei der klinischen Untersuchung eine abnorme anteroposteriore Beweglichkeit des Kniegelenks (Segond 1879)

Die erste Veröffentlichung über eine Kreuzbandnaht erfolgte 1900 von Battle (Battle 1900). Eine derartige Naht war jedoch bereits 1895 von Mayo Robson erfolgreich durchgeführt worden, der 1903 über das Achtjahresergebnis einer VKB- und hinteren Kreuzband(HKB-)Naht bei einem verletzten Bergmann berichtete. Das Langzeitsultat zeigte ein stabiles Kniegelenk mit freier Beweglichkeit und seitengleichem Muskel- und Gelenkumfang (Mayo Robson 1903).

Über die erste Kreuzbandnaht im deutschsprachigen Raum berichtete im selben Jahr Pagenstecher. Er hatte im Jahre 1899 die erste Naht des HKB vorgenommen sowie bei 2 weiteren Patienten VKB-Nähte. Hier war das Ergebnis der hinteren und einer vorderen Naht gut, bei einer weiteren vorderen Naht wurde letztendlich eine Arthrodese erforderlich (Pagenstecher 1903).

Auf dem Orthopädenkongreß 1903 machte F. Lange erstmals den Vorschlag, künstliche Gelenkbänder aus Seide zu verwenden. Er selbst hatte bis dahin 4mal ein mediales Seitenband am Kniegelenk durch Seidenligamente ersetzt (Lange 1903).

Dies blieb nicht lange unwidersprochen; 3 Jahre später berichtete Herz über seine Erfahrungen mit Seidenbändern, die sämtlich negativ verlaufen waren. Er resümierte: „Die seidenen Ligamente waren ein schöner, zu schöner Gedanke. Die Versuche aber, der Natur etwas abzusehen, sind gescheitert" (Herz 1906).

1907 gab Pringle erstmals die erfolgreiche Naht eines knöchernen Kreuzbandausrisses aus dem Tibiakopf an. Er empfahl auch die Untersuchung des Kniegelenks in Vollnarkose: „When he was fully anesthaetized, on manipulating the joint it was found that the head of the tibia could be brought forwards on the femur for about 2 cm (it had never been possible to do this previously)." Des weiteren untersuchte er an Leichenknien den Unfallmechanismus und beschrieb: „It is not very difficult to rupture the anterior crucial ligament by a combined movement of flexion, abduction and internal rotation of the leg at the knee" (eine exakte Beschreibung des typischen Skiunfalls heutiger Tage!), (Pringle 1907).

Die erste zusammenfassende Arbeit über Kreuzbandverletzungen verfaßte Goetjes 1913, indem er die bis dahin aus der Literatur bekannten 23 Fälle auflistete und 7 eigene hinzufügte. Goetjes konstatierte, daß isolierte Kreuzbandverletzungen durchaus möglich seien. Im übrigen empfahl er bei allen frischen und alten Fällen, bei denen die Diagnose gesichert sei und eine Funktionsstörung vorliege, ein aktives operatives Vorgehen (Goetjes 1913).

Die erste Erwähnung eines alloplastischen Kreuzbandersatzes durch Drähte gab Corner 1914. Er ersetzte das VKB durch 2 transossär geführte Silberdrahtschlingen und erzielte damit einen kurzzeitigen Erfolg. Bei der Nachuntersuchung waren jedoch beide Drähte gebrochen (Corner 1914), (Abb. 1.1).

In ihrer Arbeit über Kreuzbandrupturen und Abrißfrakturen der Interkondylenhöcker beschrieben Jones u. Smith sowohl den heute so bezeichneten Lachman-Test als auch den Reversed-pivot-shift-Test: „The tibia could be displaced forwards a little when the joint was extended and more when it was flexed to 30°" und „On placing the hands on the joint, the femor seemed to be suddenly displaced inverse just before extension was completed and this constituted the „slipping" of which the patient complained". Im übrigen empfahlen die Autoren dringend, rupturierte Kreuzbänder nicht zu operieren (Jones u. Smith 1913).

Der weitere Weg der operativen Therapie ging hin zu autogenen Plastiken. So berichtete Hey Groves über eine Kreuzbandrekonstruktion mit gestielter Fascia lata (Hey Groves 1917). Im selben Jahr publizierte Hölzel ein Verfahren zur Kreuzbandplastik mit Hilfe des rupturierten Außenmeniskus (Hölzel 1917), und ein Jahr später beschrieb Matti den Ersatz des gerissenen vorderen Kreuzbandes durch eine extraartikuläre freie Faszientransplantation (Matti 1918).

Ebenfalls 1918 erschien die Arbeit von Smith, in der er zum einen die Kreuzbandplastik mittels gestieltem Fascia-lata-Streifen durch 2 transossäre Bohrlöcher hin-

# 1 Der alloplastische Kreuzbandersatz: Historischer Überblick

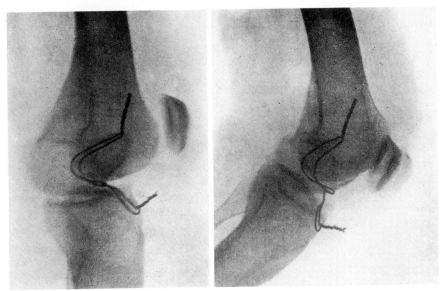

**Abb. 1.1.** Originalröntgenbild des ersten alloplastischen Kreuzbandersatzes mit Silberdraht (Corner 1914)

durch – mit gutem Erfolg – beschrieb, zum anderen den Versuch, das VKB alloplastisch durch 8 Seidenfäden zu ersetzen. Dieser Versuch schlug fehl, es kam zur Fremdkörperarthritis (Smith 1918).

1920 veröffentlichte Hey Groves 14 mittels gestieltem Fascia-lata-Streifen erfolgreich operierte Fälle, wobei er – operationstechnisch bemerkenswert – dringend empfahl, das femorale Bohrloch soweit wie möglich dorsal in der Fossa intercondylica anzulegen und die Knochenkanten der Bohrkanäle abzurunden und zu glätten.

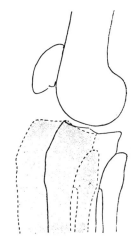

**Abb. 1.2.** Erste röntgenologische Darstellung der ventralen Tibiaverschieblichkeit bei VKB-Ruptur (Hey Groves 1920)

Des weiteren findet sich in dieser Arbeit eine Abbildung, die nach gehaltenen Röntgenaufnahmen gezeichnet wurde und die anteriore Subluxation der Tibia bei VKB-Ruptur zeigt. Es handelt sich dabei um die erste röntgenologische Darstellung der ventralen Tibiakopfverschiebung bei VKB-Ruptur und entspricht somit dem in der heutigen Diagnostik häufig verwendeten sog. radiologischen Lachman-Test (Hey Groves 1920), (Abb. 1.2).

Die Diagnostik der Kreuzbandrupturen wurde verbessert durch Berichte über die ersten arthroskopischen Untersuchungen von Bircher (Bircher 1921) und von Tagaki (Tagaki 1939).

Die erste Anwendung eines „composite graft", d. h. eines aus autogenem und alloplastischem Material zusammengesetzten Transplantats, erfolgte 1927 durch Ludloff. Er rollte einen 15 cm langen und 8 cm breiten Fascia-lata-Streifen um einen langen, dicken Seidenfaden so herum, daß ein zylindrischer Strang entstand. Dieser wurde durch 2 Bohrlöcher in Tibiakopf und lateraler Femurkondyle in isometrischer Bandführung hindurchgezogen (Ludloff 1927), (Abb. 1.3).

Die erste gleichzeitige alloplastische Rekonstruktion von VKB und HKB durch dicke Seidenzügel wurde 1931 von Coenen angegeben. Er bezeichnete diese Form des künstlichen Bandersatzes als „Stavroplastik" und teilte ein klinisch sehr gutes Einjahresergebnis mit (Coenen 1931).

1932 berichtete M. Lange in Fortführung der Arbeiten seines Vaters über den Einsatz von Seide als VKB-Ersatz. Er beschrieb erstmals die Funktion des Fremdmaterials als Gerüst zur Regeneration des körpereigenen Bandes: „Die Seide gibt nur den primären Halt nach der Operation und sie dient nur dazu, das Wachstum eines neuen Bandes anzuregen. Die Seide, das körperfremde alloplastische Material, ist der „Nährboden" zur Gewebszüchtung neuen körpereigenen Gewebes. Es umschließt

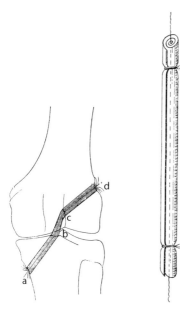

**Abb. 1.3.** Erste Verwendung eines zusammengesetzten Transplantats aus autogenem und alloplastischem Material (Ludloff 1927)

fest die Seide und wird unter dem Einfluß der Funktion zu einem neuen leistungsfähigen Band, das den Dauererfolg der Operation sichert" (Lange 1932). Er hat diese Aussage allerdings nicht durch histologische oder autoptische Untersuchungen gesichert.

Erste Erfahrungen mit xenogenem Material teilte Bircher mit, indem er als Kreuzbandersatz Känguruhsehnen verwendete und dabei gute Resultate beschrieb. Im übrigen vermied er die damals übliche langzeitige postoperative Ruhigstellung und empfahl eine frühzeitige Mobilisation des Kniegelenks (Bircher 1933).

Unter dem Einfluß von Lange versuchten im angelsächsischen Raum Cotton u. Morrison den Kreuzbandersatz mit Seide, jedoch mit schlechtem Erfolg (Cotton u. Morrison 1934).

Die folgenden Jahre waren geprägt von Berichten über autogenen Kreuzbandersatz (Zur Verth 1933; Felsenreich 1934; Milch 1935; Campbell 1936; Bosworth und Bosworth 1936; Cubbins et al. 1937; Campbell 1939; Cubbins et al. 1939), in denen verschiedene körpereigene Ersatzmaterialien in unterschiedlichen Operationstechniken zur Anwendung kamen.

1938 publizierte Palmer seine richtungsweisende Habilitation über Verletzungen der Kniebänder mit exakten Untersuchungen über Anatomie, Biomechanik, Pathologie und Therapie (Palmer 1938). Drei Jahre später erschien die bis dahin genaueste Beschreibung der Biomechanik des Kniegelenkes (Brantigan u. Voshell 1941). Beide Arbeiten stellten eine wesentliche Grundlage für die Kreuzbandnahttechniken und -ersatzplastiken der 40er bis 60er Jahre dar. In diesen Jahren spielte der Einsatz synthetischer Materialien keine Rolle.

Mit der Herstellung von Kunststoffen eröffnete sich der alloplastischen Kreuzbandchirurgie ein neues Feld. Es begann in den 60-er Jahren mit synthetischen Kreuzbandplastiken bei Hunden (Gort u. Rostrup 1959; Emery u. Rostrup 1960; Gupta u. Brinker 1969; Saidi et al. 1976). Die Implantation von Kunststoffbändern beim Menschen wurde erstmals 1978 von Mironova erwähnt, die ab 1961 über einen Fünfzehnjahreszeitraum Lawsan (ein Polyesterband) zur Wiederherstellung des Bandapparats des Kniegelenks bei 262 Patienten verwendet und dabei zu 91 % gute und befriedigende Resultate erzielt hatte (Mironova 1978).

Ab Mitte der 70er Jahre „explodierte" das Interesse an alloplastischen Bändern förmlich. Nachdem die FDA (Food and Drug Administration als Gesundheitsaufsichtsbehörde der USA) unter bestimmten Bedingungen (sog. salvage cases) den Einsatz synthetischen Bandmaterials zugelassen hatte, wurde ab 1973 das Proplast-Band (Vitek-Incorp.) (James et al. 1979) und ab 1975 das Polyflex-Ligament (Richards Manufacturing Comp.) eingesetzt. Beide Ersatzplastiken erbrachten klinisch keine guten Ergebnisse, da die meisten Bänder rupturierten bzw. zu Reizzuständen führten und wieder entfernt werden mußten. Auch die experimentellen Daten zeigten mechanische Schwächen hinsichtlich Dehnbarkeit und Reißfestigkeit (Grood u. Noyes 1976).

1977 erschien der erste Bericht über die Anwendung flexibler Kohlefaserbänder – experimentell ab 1971, klinisch ab 1973 – und zwar zunächst zum Ersatz von Sehnen (Jenkins et al. 1977); 1 Jahr später folgte die erste Publikation über Kreuzbandplastiken aus Karbonfasern (Forster et al. 1978; Jenkins 1978; Jenkins u. McKibbin 1980; Jenkins 1988). In Deutschland war es v. a. die Arbeitsgruppe um Burri u. Claes (Wolter et al. 1978; Burri 1980; Claes et al. 1981; Neugebauer u. Burri 1981; Burri u. Neugebauer

1981; Helbing et al. 1985), die ab 1978 Kohlefaserbänder zur bandplastischen Stabilisierung verschiedener Gelenke experimentell und klinisch untersuchte. Nach anfänglichen Erfolgsmeldungen zeigte das Kohlefaserband im klinischen Einsatz bald Schwächen. Die Fasern wiesen zwar eine ausgezeichnete Zugbelastbarkeit auf, brachen aufgrund ihrer Sprödigkeit jedoch unter Wechselbiegebelastung frühzeitig, so daß Kohlefaserpartikel frei wurden und sich im Gelenk (=schwarzes Knie) einlagerten, ja sogar bis in die regionalen Lymphknoten wanderten (Rushton et al. 1983; Bercovy et al. 1985; Parsons et al 1985; Witvoet u. Christel 1985 a). Weder die postulierte Leitschienenfunktion zum Einwachsen gerichteten belastungsfähigen Bindegewebes als Kreuzbandersatz (=Scaffold) konnte in dieser Form nachgewiesen werden, noch fand der erhoffte knöcherne Einbau in den Bohrkanälen statt (Rushton et al. 1983; Mäkisalo et al. 1988; Mäkisalo et al. 1989). Insgesamt überwogen die Nachteile der Kohlefasern trotz Umscheidung mit biologischem Material (Fascia-lata-Streifen oder Dura mater) (Claes u. Neugebauer 1985; Neugebauer u. Burri 1985) oder Beschichtung mit resorbierbaren Polymeren (Strover 1983; Weiss et al. 1985) so sehr, daß das Produkt (Lafil, Fa. Braun) vom deutschen Markt genommen wurde.

1975 berichtete Kennedy erstmals über die Implantation eines Polypropylenbandes (Kennedy-LAD, 3M Company) zur Augmentation rupturierter VKB (Kennedy 1975). Ab 1980 folgten weitere Berichte (Kennedy et al. 1980; Kennedy 1983; Roth et al. 1985; Roth u. Kennedy 1985; Mcpherson et al. 1985; Fowler 1985). Dieses 1976 für den Einsatz beim Menschen zugelassene Band wurde zur Verstärkung eines distal gestielten Patellarsehnen-Patellaperiost-Quadrizepssehnentransplantats in der over-the-Top-Technik (Bandführung um die laterale Femurkondyle herum) eingesetzt (einzige Anwendungszulassung in den USA durch die FDA) und zeigte in den bisherigen klinischen Untersuchungen gute Resultate. Wichtig ist, daß das synthetische Band nur proximal am Knochen befestigt ist, während es distal mit dem Ziel der Lastverteilung auf den Verlauf der Sehne aufgenäht wird. Alle bisherigen Berichte bescheinigen dem Band eine gute Verträglichkeit. In Europa wurde das Kennedy-LAD auch zur Augmentation der Semitendinosussehne (Klein 1990; Riel und Bernett 1991) und des mittleren Patellarsehnendrittels (Gächter 1990 b) verwendet, wobei die genannten Arbeiten über gute Ergebnisse berichteten.

Das Leeds-Keio-Band (Fa. Howmedica), benannt nach der englischen Stadt Leeds und der japanischen Stadt Keio, wurde 1980 entwickelt. Erste klinische Versuche begannen in Japan 1982 und 1 Jahr später in Großbritannien. Bis 1988 wurden etwa 20.000 Bänder implantiert. Es handelt sich um ein Polyesterband, das grobmaschig gewebt ist und z. T. röhrenförmige, z. T. flache Abschnitte enthält. Die Fixation des Bandes erfolgt durch Knochenblöckchen, die das Band durchwachsen, was im Laufe der Zeit zu einer festen ossären Inkorporation führt. Die Maschen des Bandes sollen als Leitschiene zum Einwachsen von Bindegewebe dienen, welches sich im Verlauf der Zugbeanspruchung ausrichten und somit ein „Neoligament" bilden soll. Über die Ergebnisse liegen bisher nur wenige widersprüchliche Berichte vor (Fujikawa 1988; Fujikawa et al. 1989; Baldovin et al.1989; Denti et al. 1990; Macnicol et al. 1991; Jenny et al. 1991).

Nach längjährigem Einsatz als Gefäßprothese, wurde Polytetrafluoraethylen (Gore-Tex, Fa. W.F. Gore & Assoc.) in geflochtener Form auch als Kreuzbandersatz am Knie eingesetzt. Dieses als reine Kreuzbandprothese und in den USA nur bei „salvage procedures" (Rückzugs- und Rettungsoperationen) zugelassene Ligament zeigt die größte initiale Festigkeit aller alloplastischen Bänder. Die ersten Berichte wurden 1983 veröffentlicht (Bolton u. Bruchmann 1983 a, b). Das Implantat ist recht voluminös und kann nur in der Over-the-top-Technik eingezogen werden. Nach anfänglichen Erfolgsmeldungen (Bartsch et al. 1986; Ahlfeld et al. 1987; Indelicato et al. 1989) zeigten sich bei längerfristigem Einsatz vermehrt Rupturen (Trepte 1987; Paulos et al. 1992). Außerdem kam es in einem erhöhten Prozentsatz zu Gelenkergüssen (Faccini et al.1988; Paulos et al. 1992). Das Gore-Tex-Band ist das einzige strangförmige Kunstband, bei dem ein knöchernes Einwachsen im Verlauf des Bohrkanals nachgewiesen wurde (Weckbach et al. 1990; Ascherl et al. 1991). Die trotz theoretisch großer Langlebigkeit des Implantats häufig beobachteten Rupturen lassen sich möglicherweise durch eine chemische Veränderung des Bandes in Folge der Auswaschung seiner Fluormoleküle erklären (Stürmer 1993, persönliche Mitteilung).

Ein anderes Konstruktionsprinzip verfolgte das Dacron-Band (Fa. Stryker Meadox). Dieses erstmals zur Stabilisierung von Akromioklavikularsprengungen (Harrison u. Sisler 1974) und als Sehnenersatz (Salisbury et al. 1974) eingesetzte Ligament besteht aus einem 4lagigen geflochtenen Innenteil aus Dacron, außen umgeben von einer gestrickten Dacron-Velour-Umhüllung. Diese Hülle hat das Ziel, ein knöchernes Einwachsen des Bandes zu ermöglichen. Außerdem soll die unterschiedliche Elastizität von Bandseele und -hülle ein dem körpereigenen Kreuzband nahekommendes Elastizitätsmodul bewirken. Die doppelschichtige Konfektion erwies sich jedoch als Fehler, da lediglich die äußere Hülle bindegewebig verankert wurde, nicht aber die zentralen krafttragenden Bandanteile (Ascherl et al. 1991). Nach anfänglich sehr positiven Kurzzeitbeobachtungen (Park et al. 1985; Pässler et al. 1987; Gillquist 1987; Lukianov et al. 1989) zeigten die klinischen Ergebnisse aller längerfristigen Studien eine progrediente Verschlechterung mit hohen Rupturraten (López-Vázquez et al. 1991; Richmond et al. 1992; Andersen et al. 1992; Barrett et al. 1993; Gillquist u. Odensten 1993; Wilk u. Richmond 1993).

Ab 1980 wurde klinisch ein Kunststoffband aus Polyethylenterephthalat (Trevira hochfest) eingesetzt (Mockwitz u. Contzen 1983; Mockwitz 1985 a, b; Mockwitz u. Rau 1988), das vor dem Einsatz am Kniegelenk bereits mehrere Jahre erfolgreich zur dorsalen Fusion von instabilen Halswirbelsäulensegmenten verwendet worden war. Bei diesem von Contzen in Zusammenarbeit mit der Fa. Hoechst entwickelten Ligament (Contzen 1983, Contzen 1985) handelt es sich um ein 10 mm breites, 1 mm dickes gewebtes Band, das in gewendelter Form in das Knie implantiert wird. Es wies im Tierversuch ein reizloses Einheilungsverhalten nach halbjähriger Implantation auf (Contzen 1983 a, b). Das Band wurde zunächst nur bei chronischen Instabilitäten eingesetzt (Mockwitz 1985 a, b; Schleidt 1987; Wentzensen 1987; Braun-Hellwig 1987) und zeigte hier bei relativ kurzen Nachbeobachtungszeiten gute Ergebnisse.

Ab 1984 entwickelte Mansat ein Polyethylenterephthalatband (Proflex, Fa. Protek), das in ersten klinischen Versuchen ab 1985 implantiert wurde (Mansat 1991). Nachdem sich gezeigt hatte, daß das Band in dieser Form zu elastisch war, wurde während der Produktion eine Vorstreckung vorgenommen. Eine weitere Modifikation erfolgte durch die Entwicklung einer äußeren abriebfesten Hülle. Die Bandstruktur setzt sich aus 15 übereinandergeordneten Geflechtschläuchen zusammen. Der mittlere Teil von etwa 80 mm Länge hat ein Elastizitätsmodul, das dem des körpereigenen Kreuzbandes entspricht. Erste klinische Ergebnisse im Vergleich zu anderen Kunstbändern haben im Kurzzeitverlauf eine Überlegenheit dieses Bandes gegenüber dem Leeds-Keio-Band und dem Dacron-Band gezeigt (Jenny et al. 1991).

Der Einsatz resorbierbaren Materials ist in der chirurgischen Nahttechnik seit längerem bekannt. Vorwiegend wurden die Polymere Polyglycolsäure (Dexon) und Polyglactin (Vicryl) verwendet. Ein weiteres, langsamer resorbiertes Material wurde 1979 in Form des Polydioxanon (PDS) vorgestellt (Hudson u. Glenn 1979). Dieses auch als Kordel bzw. Band verfügbare Material wurde zur Verstärkung von Kreuzbandnähten und -plastiken ab 1982 (Diehl et al. 1987) bzw. ab 1983 (Blauth u. Hassenpflug 1985) eingesetzt. Das Material wurde klinisch und experimentell geprüft (Rehm et al. 1984; Rehm u. Schultheis 1985; Holzmüller et al. 1989 b), ohne daß in vergleichenden Untersuchungen eine signifikante Verbesserung der Ergebnisse erreicht werden konnte. Bisher sind die Halbwertzeiten der Reißfestigkeit so niedrig, daß ein wirksamer Schutz der autogenen Bandplastik während der kritischen Umbauphase nicht gewährleistet ist (Siebels et al. 1989; Scherer et al. 1991). Im übrigen kann PDS im Gegensatz zu den übrigen synthetischen Bändern nicht als Bandprothese sondern nur im Verbund mit autogenen Bändern (Augmentation, Nahtprotektion) verwendet werden.

# 2 Probleme in der Chirurgie des vorderen Kreuzbandes

## 2.1 Aktueller Wissensstand

### 2.1.1 Inzidenz

Kniegelenkverletzungen haben qualitativ und quantitativ in den letzten Jahren erheblich an medizinischer und volkswirtschaftlicher Bedeutung gewonnen. Dabei spielen Kreuzbandrupturen eine besonders wichtige Rolle. Am stärksten betroffen sind Sportler, insbesondere bei Kontaktsportarten und beim Skifahren. Aufgrund der Erhöhung der Skistiefel bis knapp unterhalb des Kniegelenks ist der früher typische Torsionsbruch des Unterschenkels weitgehend verschwunden, dagegen haben die Bandverletzungen der Kniegelenke erheblich zugenommen (Järvinen u. Kannus 1985; Feagin et al. 1987; Matter 1990; Röthlisberger 1990). Für die Vereinigten Staaten wurden etwa 200.000 Knieverletzungen beim Skisport pro Jahr hochgerechnet, davon 100.000 VKB-Rupturen (Feagin et al. 1987). In einem relativ eng umschriebenen Gebiet, dem Einzugsbereich eines Krankenhauses in San Diego, das alle Sportverletzungen der Gegend versorgt, fand sich eine Rate an Kniebandverletzungen von 98/100.000 Bevölkerung/Jahr. Hauptursachen waren Skilaufen, Fußball, Baseball und American Football (Hirshman et al. 1990). In anderen Gegenden der Welt – wie auch in unseren Breiten – ist das Fußballspiel die häufigste Ursache von Kreuzbandverletzungen (Gudde u. Wagenknecht 1973; Satku et al. 1986; Sandberg et al. 1987; Finsterbusch et al. 1990; Neyret et al. 1993 a).

Obwohl keine offiziellen Statistiken über die Häufigkeit VKB-Verletzungen existieren, haben die Vereinigten Staaten 1982 derartige Knieverletzungen zu einem nationalen Gesundheitsproblem erklärt (Seedhom 1992).

### 2.1.2 Anatomie und Biomechanik

Das VKB ist ein Kollagenfaserstrang von 31–42 mm Länge (längste Faser) und einer Breite im mittleren Anteil von 9–11 mm. Die tibiale Ansatzfläche vor dem medialen Kreuzbandhöcker ist in etwa oval mit einer Größe von 10–16 x 10–20 mm, die femorale Ursprungsfläche an der dorsolateralen Seite der Fossa intercondylica beträgt 9–12 x 12–22 mm (Girgis et al. 1975; Odensten u. Gillquist 1985; Kummer u. Yamamoto 1988; Kasperczyk et al. 1991 c) Die tibiale Ansatzfläche des vorderen Kreuzbandes mißt durchschnittlich 119 mm$^2$, die femorale Ursprungsfläche 113 mm$^2$ (Schabus 1988 b).

Die früher postulierte Unterteilung in ein anteromediales und posterolaterales Bündel entspricht nicht einer anatomischen Separation. Vielmehr besteht das Kreuzband aus Einzelfasern mit einer komplizierten Binnenarchitektur, die unter dem Gesichtspunkt der funktionellen Anatomie ein progredientes Recruitment aufweisen

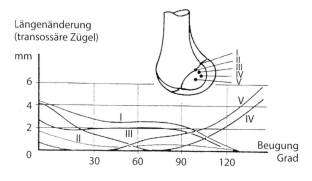

**Abb. 2.1.** Verlauf und Spannungsverhalten des VKB in verschiedenen Gelenkstellungen. (Nach Hassenpflug et al. 1985)

(Friederich u. O'Brien 1990; Friederich et al. 1992). In Streckung befindet sich das VKB in der höchsten Steilstellung und kann somit der a.-p.-Translationsbewegung nur relativ wenig Widerstand entgegensetzen. Aus diesem Grunde sind alle Fasern gespannt und verlaufen parallel. Mit zunehmender Beugung stellt sich das VKB immer horizontaler, die hinteren Fasern werden an ihrem femoralen Ursprung nach ventral verlagert und entspannen sich, das Band weist in sich eine Torsion auf. In maximaler Beugestellung sind lediglich die anteromedialen Fasern noch gespannt, so daß diese Fasergruppe als „Leitbündel" bezeichnet wird. Dieses Bündel zeigt auch im gesamten Bewegungsverlauf die geringsten Spannungs- und Längenänderungen, so daß innerhalb der isometrischen Ansatzflächen des VKB die Ansatzpunkte der anteromedialen Fasern als „Isometriepunkte" betrachtet werden können (Abb. 2.1 und 2.2). (Arnoczky 1983; Hassenpflug et. al. 1985; Seedom 1988; Hefzy et. al. 1989; Friederich u. O'Brien 1990; Friederich et al. 1992).

Die Gesamtspannung des VKB ist am geringsten zwischen 30° und 45° Beugung (Kennedy et al. 1977; Arnoczky 1983; Renstroem et al. 1986; Seedhom 1988; Hefzy et al. 1989; Beynnon et al. 1992; Kiefer et al. 1992).

Der Verlust des VKB bedingt eine schwere Störung der Gelenkkinematik. Der Tibiakopf hat eine pathologische Bewegungsfreiheit nach vorne. Durch den Zug des M. quadriceps beim Strecken kommt es zu einer anterioren Translation des Schienbeinkopfes (Daniel et al. 1985 a, b; Hirokawa et al. 1992). Dadurch werden die übrigen

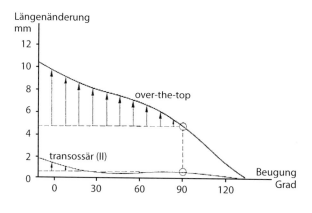

**Abb. 2.2** Längenänderungen der Over-the-top Position im Vergleich zum isometrischen Punkt. (Nach Hassenpflug et al. 1985)

## 2.1 Aktueller Wissensstand

Strukturen wie Gelenkknorpel, Menisken und Gelenkkapsel vermehrt beansprucht. Zusammen mit der Beugemuskulatur müssen sie den pathologischen Vorschub der Tibia bremsen. Dies führt auf Dauer zu einer Überlastung der Sekundärstabilisatoren. Die abnorme ventrale Beweglichkeit des Tibiakopfes wird als Laxität bezeichnet. Davon zu unterscheiden ist die klinische Instabilität, die mit Beschwerden und Symptomen eines „Giving-way-Syndroms" einhergeht. Die Zugkräfte, die bei verschiedenen Tätigkeiten auf das VKB einwirken, wurden von mehreren Autoren gemessen bzw. berechnet. So fand Morrison 196 N für Gehen auf ebenem Boden, 72 N für Treppauf- und 93 N für Treppabgehen, 67 N für das Hinaufgehen auf eine Rampe und als höchsten Wert 445 N für das Heruntergehen von einer Rampe (Morrison 1968, 1970).

Rupp berechnete die Kreuzbandbelastungen in der postoperativen Übungsphase mit maximal 240 N in Extensionsstellung (Rupp et al. 1992).

Noch höhere Belastungen teilte Nisell mit, der zwischen 60° und 40° bei maximaler isokinetischer Kniestreckung nach ventral gerichtete tibiofemorale Scherkräfte bis 710 N ermittelte (Nisell 1985; Nisell et al. 1989).

Zu ähnlichen Werten kam Biden, der die maximal auf das VKB einwirkenden Kräfte vom 0,7- bis 1,7fachen des Körpergewichts berechnete, d.h. zwischen ca. 400 N und 1400 N (Biden et al. 1990).

Diese Belastungsspitzen erklären die Notwendigkeit der hohen Reißfestigkeit des intakten VKB von ca. 2000 N, für die allerdings eine deutliche Alters- bzw. Trainingsabhängigkeit besteht (Tabelle 2.1), (Kennedy et al. 1976; Trent et al. 1976; Noyes u. Grood 1976; Noyes 1977; Butler et al. 1985; Rauch et al. 1988; Kasperczyk et al. 1991c; Woo et al. 1991).

Neben der Funktion als primärer zentraler Gelenkstabilisator stellt das VKB auch das anatomische Substrat schützender Reflexmechanismen dar (Barrett 1991; Krauspe et al. 1992). Diese propriozeptive Aufgabe wird durch intraligamentäre Mechanorezeptoren gewährleistet (Schultz et al. 1984), die bei Dehnung des VKB über einen ligamentomuskulären Reflex die ischiokrurale Muskulatur aktivieren (Grüber et al. 1986; Solomonow et al. 1987; Johansson et al. 1990). Barrack konnte nachweisen, daß der Verlust des VKB zu einer Minderung der propriozeptiven Gesamtfunktion des Kniegelenks führt (Barrack et al. 1989).

**Tabelle 2.1.** Vergleich verschiedener Untersuchungen zur Ermittlung der Maximallast des VKB

| Name (Jahr) | n | Alter | Maximale Bruchlast [N] | Steifigkeit [N/mm] |
|---|---|---|---|---|
| Kennedy et. al. (1976) | 10 | ø 62 | 482±62 | |
| Trent et. al. (1976) | 6 | 29–55 | 633 | 141 |
| Noyes u. Grood (1976) | 20 | 16–26 | 1730±660 | 182±56 |
| | 6 | 48–86 | 734±266 | 129±39 |
| Rauch et. al. (1988) | 5 | 17–28 | 1716±537 | 203±34 |
| | 44 | 34–84 | 814±356 | 124±39 |
| Kasperczyk et. al (1991) | 6 | ø 30 | 770 | 144±44 |
| | 6 | ø 64,7 | 613 | 129±31 |
| Woo et. al. (1991) | 9 | 22–35 | 2160±157 | 242±28 |
| | 9 | 40–50 | 1503±83 | 220±24 |
| | 9 | 60–97 | 658±129 | 180±25 |

## 2.1.3 Natürlicher Verlauf von VKB-Verletzungen

Bis Anfang der 60er Jahre wurden Kreuzbandrupturen – sofern sie überhaupt diagnostiziert wurden – im wesentlichen konservativ behandelt. So schlägt Gudde bei einer Nachuntersuchung von 50 Patienten 10 – 12 Jahre nach einer Innenmeniskusoperation mit gleichzeitig vorliegender Ruptur des VKB vor, daß trotz der hohen Arthroserate die Kreuzbandruptur konservativ behandelt werden sollte (Gudde u. Wagenknecht 1973). Zahlreiche Beobachtungen haben auch nach längeren Zeiträumen gute Ergebnisse der konservativ funktionellen Therapie beschrieben. Giove publizierte 44 Monate nach der Kreuzbandverletzung, daß alle Patienten wieder Sport trieben, 59 % sogar wieder auf dem gleichen Niveau wie vor dem Unfall (Giove et al. 1983). Chick gab an, daß 83 % der Patienten 2,6 Jahre nach der VKB-Ruptur ihre volle sportliche Aktivität wieder aufgenommen hätten (Chick u. Jackson 1978). Jokl fand sogar nach Kombinationsverletzungen des VKB und des medialen Seitenbandes bei konservativer Therapie nach 3 Jahren zu 71 % sehr gute und gute Resultate und empfahl die Operation nur, wenn das konservative Ergebnis unbefriedigend sei (Jokl et al. 1984).

Sandberg sah bei einer prospektiven randomisierten Studie der operativen gegenüber der nichtoperativen Therapie nach 13 Monaten keine Unterschiede, außer daß sich die konservativ behandelten Patienten nach dem Unfall schneller erholten und der Pivot-shift-Test in der konservativen Gruppe etwas häufiger positiv war als in der operierten (Sandberg et al. 1987).

Die meisten Berichte über Langzeitergebnisse – v. a. aus den letzten Jahren – weisen jedoch eine zunehmende Verschlechterung des Kniegelenkbefunds bei fortbestehender VKB-Stabilität nach.

Bereits Anfang der 70er Jahre hatte Marshall tierexperimentell erhebliche degenerative Veränderungen an Hundekniegelenken nach Durchtrennung des VKB beschrieben (Marshall u. Olsson 1971). Der Zeitraum, in dem beim Menschen derartige Sekundärschäden auftreten, ist umstritten. So hat Fetto in einer Vergleichsuntersuchung zwischen konservativer Behandlung, Kreuzbandnaht, Kreuzbandersatzplastik und extraartikulärer Stabilisation bereits nach 2 Jahren in der konservativen Gruppe nur 15 % Patienten ohne Symptome gefunden. Nach 3 Jahren war keiner der konservativ Behandelten mehr als sehr gut oder gut zu bezeichnen, nach 5 Jahren waren sogar 85 % der Ergebnisse schlecht (Fetto u. Marshall 1980). Weitgehend gleichgerichtete Resultate wurden von anderen Autoren mitgeteilt. Hawkins fand nach 4 Jahren zu 87,5 % mäßige und schlechte Ergebnisse, Barrack nach 38 Monaten 69 %. 35 % der Patienten mußten sich während des Nachuntersuchungszeitraums einer Kreuzbandoperation unterziehen (Hawkins et al. 1986; Barrack et al. 1990).

Bonamo untersuchte 79 Sportler 52 Monate nach VKB-Ruptur. Trotz intensiver krankengymnastischer Behandlung konnten nur 43 % der Kniegelenke als sehr gut bzw. gut bezeichnet werden, nur 49 % der Sportler waren mit ihrem Knie in Hinblick auf ihre Sportausübung zufrieden (Bonamo et al. 1990). In einer Vergleichsstudie zwischen Operierten und Nichtoperierten kam Odensten zu dem Ergebnis, daß von den Operierten nach 18,2 Monaten 95 % ein stabiles Knie zeigten, gegenüber nur 11 % der Nichtoperierten. Entsprechend fiel das klinische Ergebnis aus, das bei den Operierten zu 75 % sehr gut und gut beurteilt wurde und bei den konservativ Behandelten nur zu 53 % (Odensten et al. 1985).

## 2.1 Aktueller Wissensstand

Der bereits erwähnte Verlust der Rückhaltekraft durch den „Primärstabilisator VKB" mit progredienter Schädigung der sekundären Stabilisatoren (Dupont u. Scellier 1990) äußert sich in einer hohen Rate von Läsionen an Menisken und Gelenkknorpel. Satku gab 58 % Meniskektomien bei einer 6jährigen Beobachtungszeit nach Kreuzbandruptur an (Satku et al. 1986), Fowler fand 5,8 Jahre nach dem Unfall 73 % Meniskusschäden und 47 % Knorpelschäden (Fowler u. Regan 1987). Das bisher längste Beobachtungsintervall mit 14 Jahren hat McDaniel veröffentlicht. Nach dieser Zeit waren nur noch 29 % der Kniegelenke als sehr gut und gut zu bezeichnen, 71 % waren mäßig und schlecht. Allerdings hatte sich das Ergebnis vom Zehnjahresnachuntersuchungszeitraum zum Vierzehnjahresnachuntersuchungszeitraum nicht mehr signifikant verändert (McDaniel u. Dameron 1980; 1983).

Neben Menisken und Knorpel leidet auch die auf das Knie einwirkende Muskulatur unter der Kreuzbandinstabilität. Gerber konnte bei 41 Patienten mit chronischer symptomatischer VKB-Instabilität klinisch, computertomographisch und histologisch eine Atrophie der Oberschenkelmuskulatur nachweisen, die hauptsächlich den M. quadriceps, insbesondere den Vastus medialis betraf, weniger die ischiokrurale Muskulatur (Gerber et al. 1985).

Von wesentlicher Bedeutung ist, ob es sich bei der Kreuzbandschädigung um eine komplette oder partielle Ruptur handelt. Während die kompletten Bandrisse i. allg. einen schlechten Verlauf nehmen, konnte Kannus zeigen, daß nach 8 Jahren die inkompletten Rupturen ein deutlich besseres Ergebnis aufwiesen (Kannus u. Järvinen 1987 a). Zum gleichen Schluß kam auch Finsterbush, der nach 5,4 Jahren für die kompletten Rupturen eine sehr viel höhere Komplikationsrate fand als für die inkompletten (Finsterbush et al. 1990). Noyes hat versucht, quantitative Aussagen zum Verhältnis: Ausmaß der Ruptur bzw. Spontanheilungsrate zu treffen und kam aufgrund seiner arthroskopischen Untersuchungen zu dem Schluß, daß Rupturen, die das VKB nur zu 1/4 betreffen, eine gute Ausheilungsrate aufweisen. Zur Hälfte gerissene Bänder heilen zu etwa 50 % aus, und zu 3/4 gerissene Bänder enden weitestgehend (86 %) in einer kompletten Bandinsuffizienz (Noyes et al. 1989).

Die klinisch gute Prognose inkompletter Rupturen stimmt auch überein mit den Experimenten von Hefti, der bei Kaninchen die VKB entweder komplett oder partiell durchtrennte und die Kniegelenke in mehreren Intervallen bis zu 1 Jahr biomechanisch und histologisch untersuchte. Dabei fielen fast alle komplett durchtrennten Kreuzbänder der Resorption anheim, einzelne Stümpfe wuchsen am HKB fest. Die partiell durchtrennten Bänder waren nach 1 Jahr in ihrer Kontinuität erhalten aber deutlich elongiert. Ihre Reißfestigkeit betrug bei jungen Tieren 2/3 der scheinoperierten Gegenseite, bei erwachsenen Tieren 3/4 (Hefti 1990; Hefti et al. 1991).

Trotz vereinzelter positiver Angaben über die konservativ funktionelle Behandlung kompletter VKB-Rupturen kann aufgrund der heute vorliegenden Langzeituntersuchungen davon ausgegangen werden, daß der Verlust des VKB nach 5–10 Jahren bei fortgesetzter hoher körperlicher Aktivität mit großer Wahrscheinlichkeit zu Meniskus- und Knorpelschäden führen wird. Eine zwischenzeitlich erforderliche Meniskusresektion hat eine Beschleunigung der degenerativen Veränderungen zur Folge, die letztendlich in einer schweren Kniegelenkarthrose münden (Neyret et al. 1993 a, b).

Da dieser Prozeß jedoch individuell sehr unterschiedlich verlaufen kann, muß abgewogen werden, welche Patientengruppe von einer Operation profitiert und welche besser konservativ funktionell behandelt werden sollte.

Empirisch wurden mehrere Risikofaktoren ermittelt (Noyes u. McGinniss 1985; Wirth 1989; Johnson et al. 1992; Lobenhoffer u. Tscherne 1993), die bei manifester Kreuzbandinsuffizienz aufgrund der zu erwartenden Langzeitverschlechterung die Indikationsstellung zur Operation begründen:

- Jugendliches Alter: Da diese Patientengruppe statistisch noch eine erhebliche Zeitspanne mit dem defekten Kreuzband vor sich hat, ist auf lange Sicht mit einer Verschlechterung zu rechnen. Außerdem sind junge Menschen i. allg. aktiver als ältere und haben ein erhöhtes Risiko erneuter Verletzungen.
- Hohes Aktivitätsniveau: Patienten, die auf jeden Fall weiter Sport treiben wollen oder einer starken beruflichen Beanspruchung unterliegen (sog. „knee abusers"), sind, wie nahezu alle Studien über den natürlichen Verlauf der VKB-Insuffizienz zeigen, einem deutlich erhöhten Risiko an Knorpel- und Meniskusschäden ausgesetzt. Dieser Ablauf kann nur durch eine operative Stabilisierungsmaßnahme unterbrochen werden.
- Verletzungsausmaß: Sind neben dem VKB zusätzliche Kniebinnenstrukturen oder die Seitenbänder verletzt, so schreitet ohne operative Therapie der Gelenkverschleiß sehr viel rascher fort. Die früher geübte Technik, die Sekundärstrukturen wie Seitenbänder und Menisken zu „reparieren" und das VKB insuffizient zu belassen, hat keine guten Ergebnisse gezeigt. Heute wird vielmehr angestrebt, den Zentralpfeiler zu stabilisieren. Ist dies geschehen, so ist eine zusätzliche Rekonstruktion des Innenbandapparats – zumindest in akuten Fällen – nach Ansicht mehrerer Autoren nicht mehr erforderlich (Andersson u. Gillquist 1992; Pässler et al. 1992; Shelbourne u. Porter 1992).
- Laxes Bindegewebe: Patienten mit überstreckbaren Gelenken und schwachem Bindegewebe erleiden nach Verletzung des VKB eine raschere Dekompensation als Patienten mit straffen Gelenken. Somit sind Patienten, die am unverletzten Knie eine hohe Laxität aufweisen, stärker gefährdet (Daniel 1992).
- Vorbestehende Schäden an Menisken oder Gelenkknorpel: Die Rate der symptomatischen Patienten nach Kreuzbandruptur steigt rapide an, wenn bereits vor der Kreuzbandverletzung Meniskusläsionen oder degenerative Veränderungen des Kniehauptgelenks bzw. des Femoropatellargelenks bestanden haben (Noyes u. McGinniss 1985).
- Morphotyp: Bestimmte Körperbedingungen begünstigen das Fortschreiten degenerativer Veränderungen. Es sind dies vor allem hohes Körpergewicht und Varusdeformität des Beins. Die dadurch bedingte erhöhte Belastung des medialen Kniegelenkkompartments schädigt vor allem den Innenmeniskus. Die Ursache liegt vermutlich in der medial strafferen Bandführung und der konkaven Oberfläche des medialen Tibiaplateaus, wodurch bei höheren Knorpeldrücken die anteriore Subluxation der Tibia hier schlechter vertragen wird als lateral.

Sind 2 oder mehr dieser Risikofaktoren gegeben, so wird das kreuzbandinsuffiziente Kniegelenk mit Wahrscheinlichkeit von einer operativen Stabilisierung profitieren.

## 2.1.4 Operative Therapie

### 2.1.4.1 Kreuzbandnaht

Ebenso wie die konservative Therapie wird die reine Naht des rupturierten VKB kontrovers diskutiert. Bereits Ende der 20er Jahre empfahl Wittek, den Stumpf des gerissenen vorderen Kreuzbandes auf das hintere Kreuzband zu nähen und gab 3 Fälle mit gutem Ergebnis an (Wittek 1927). Dennoch wurde dieses Verfahren nur wenig geübt. Erst in den 60er Jahren löste im Gefolge der richtungsweisenden Arbeiten von O'Donoghue (1950) die Kreuzbandnaht die rein konservative Therapie als Methode der Wahl allmählich ab. So fand z. B. Liljedahl bei der Naht des VKB – zusammen mit der Naht der übrigen rupturierten Strukturen bei komplexen Verletzungen – zu 90 % subjektiv und zu 85 % objektiv sehr gute und gute Ergebnisse bei einer Nachbeobachtungszeit von 3,1 Jahren (Liljedahl u. Nordstrand 1968).

Feagin stellte 1972 die Zweijahresergebnisse der Kreuzbandnaht vor, wobei 25 von 30 Kniegelenken subjektiv und objektiv als sehr gut und gut bezeichnet wurden (Feagin et al. 1972). Bei einer weiteren Nachuntersuchung desselben Patientenguts nach 5 Jahren zeigte sich jedoch eine deutliche Verschlechterung. 17 von 32 Patienten hatten eine erneute Verletzung erlitten, 12 mußten deswegen reoperiert werden. Das vordere Kreuzband war bei dem Reeingriff in 6 Fällen insuffizient, in 4 Fällen intakt und in 2 Fällen erneut rupturiert; 10 Menisken der 12 reoperierten Kniegelenke waren gerissen. Damit hatte sich das Ergebnis der Kreuzbandnaht so ungünstig entwickelt, daß Feagin zusätzlich zur Naht die Augmentation mit autogenem Gewebe empfahl (Feagin u. Curl 1976; Feagin 1979). Denselben Verlauf beobachte Odensten, der einen deutlichen Abfall des Lysholm-Scores (= Evaluationsschema zur Kniegelenkbeurteilung) vom Zwei- zum Fünfjahresergebnis beschrieb (Odensten et al. 1984).

Marshall entwickelte eine spezielle Nahttechnik, um die Durchblutung des vorderen Kreuzbandes nicht zu gefährden. Bei unsicheren Nähten schlug er die zusätzliche Verwendung eines distal gestielten Fascia-lata-Streifens vor (Marshall et al. 1979).

Auch Publikationen der letzten Jahre berichten noch über gute Ergebnisse nach alleiniger Kreuzbandnaht. So fand Sherman bei seiner Nachuntersuchung 5 Jahre postoperativ zu 77 % sehr gute und gute Ergebnisse und empfahl die Naht bei femurnahen Rupturen (Sherman et al. 1991). Auch Raunest gab nach 3,5 Jahren noch 75 % sehr gute und gute Resultate an, wobei jedoch eine gleichzeitige Seitenbandläsion zu deutlicher Verschlechterung führte (Raunest et al. 1991). In beiden Fällen wurde also die Naht unter selektiver Indikationsstellung befürwortet. Erst kürzlich berichtete Genelin über 81 % sehr gute und gute Resultate nach 6 Jahren. Allerdings wiesen 52 % der Patienten einen + Lachman-Test und 19 % einen ++ Lachman-Test auf (Genelin et al. 1993).

Dennoch ist zu resümieren, daß die Naht des VKB – legt man die objektive Gelenkstabilität und nicht allein die subjektive Beurteilung zugrunde – in aller Regel keine befriedigenden Resultate erbringt. Insbesondere in randomisierten Studien und bei Langzeitbeobachtungen wird die progrediente Verschlechterung deutlich. So beschrieb Sommerlath den Verlauf nach Kreuzbandnaht: nach 40 Monaten war das Ergebnis noch gut – nur 24 % der Patienten wiesen einen positiven Lachman-Test auf, 29 % einen positiven Pivot-shift-Test. Nach 12 Jahren hatte das gleiche Patientenkollektiv jedoch zu 67 % einen positiven Lachman-Test und zu 47 % einen Pivot-shift. Das Aktivitätsniveau war um 2 Punkte gesunken (Sommerlath et al. 1991). Zu noch schlechteren Resultaten kam Blatter, der seine Patienten 5 und 10 Jahre nach Kreuzbandnaht untersuchte. Waren nach 5 Jahren noch 14 von 40 Patienten beschwerdefrei, so waren es nach 10 Jahren nur noch 2. Alle Patienten wiesen eine funktionelle Insuffizienz des VKB auf (Blatter u. Tissi 1991).

In einer randomisierten Studie, in der Andersson konservative Therapie, isolierte Naht und durch Faszienstreifen verstärkte Naht nach VKB-Ruptur verglich, bestand nach 55 Monaten in der konservativen Gruppe nur zu 32 % Sportfähigkeit und in der Nahtgruppe gar nur zu 27 % (Andersson et al. 1991).

Alles in allem weist die alleinige VKB-Naht im Langzeitverhalten keine statistisch signifikanten Unterschiede zur rein konservativen Therapie auf. Aus diesem Grunde ist die ESKA-Kommission in ihrem Konsenspapier zu dem Schluß gekommen, von der alleinigen Kreuzbandnaht abzuraten (Consensus Conference 1990).

### 2.1.4.2 Nahtprotektion

Als Ursache für die Verschlechterung der Bandnaht ist neben der unzureichenden Haltefähigkeit der Nähte im aufgefaserten Kreuzbandstumpf die Degeneration des Kreuzbandgewebes als Folge der Minderperfusion und der Substanzschädigung bei der Ruptur anzusehen. Ein derart geschädigtes und allein durch Nähte fixiertes VKB elongiert während der Heilungsphase oder reißt bei geringer Beanspruchung, da es den mechanischen Belastungen des Alltags nicht gewachsen ist. Somit lag es nahe, durch zusätzliches Material das geschwächte Kreuzband so lange zu verstärken, bis die Reparationsvorgänge abgeschlossen sind und ein Großteil der originären Festigkeit wieder erreicht ist. Dieses Verfahren wurde bisher als augmentierte Naht bezeichnet. Da jedoch nicht die Naht augmentiert wird, sondern das genähte Kreuzband, und durch das zusätzlich eingebrachte Material die Naht geschützt werden soll, sollte diese Technik besser als Nahtprotektion bezeichnet werden.

Zur Nahtprotektion kommen im Prinzip 3 verschiedene Alternativen in Frage: autogenes bzw. allogenes Gewebe, resorbierbares synthetisches Material und nichtresorbierbares synthetisches Material.

- Am längsten bekannt ist die Nahtverstärkung mit einem gestielten oder freien Fascia-lata-Streifen (Matti 1918; Hey Groves 1920), die aber auch heute noch angewendet wird (Straub u. Hunter 1988; Garbe 1991). Andersson hat in der bereits erwähnten Studie die Überlegenheit dieses Verfahrens gegenüber der konservativen Behandlung und der alleinigen Naht nachgewiesen, ebenso Ballmer bei Anwendung der Verstärkungsplastik durch den Tractus iliotibialis (Ballmer et al. 1990; Andersson et al. 1991).

Weitere Gewebe, die zur Protektion der frischen Kreuzbandnaht verwendet werden können, sind die Sehne des M. semitendinosus (Paar 1985; Weigert u. Spich 1986; Sgaglione et al. 1990), Periostlappen und Kutisstreifen (Enneker 1985), Meniskus (Mitsou et al. 1988; Strum et al. 1990), Plantarissehne (Passl et al. 1986), Retinaculum patellae (Jonsson et al. 1989) und Patellarsehne (Biedert et al. 1990). Der Hauptnachteil dieser Verfahren ist darin begründet, daß auch das in das Knie transplantierte Verstärkungsgewebe von der Blutversorgung zunächst abgeschnitten ist und eine Nekrosephase mit erheblicher Stabilitätsminderung durchläuft, so daß der Schutz der Naht gerade in der schwachen Anfangszeit nicht sicher gewähr-

## 2.1 Aktueller Wissensstand

leistet ist. Somit sind auch die Langzeitergebnisse nicht befriedigend. Cross stellte eine signifikante Verschlechterung der Stabilität von der Zwei- zur Siebenjahresnachuntersuchung bei reinserierten VKB fest, die durch einen gestielten Sreifen des Tractus iliotibialis verstärkt worden waren (Cross et al. 1993).

- Die Nahtverstärkung durch resorbierbare Materialien (durch Hydrolyse abbaubare Kordeln und Bänder aus Polyglycolsäure, Polyglactin oder Polydioxanon), die parallel zum genähten Kreuzband oder durch dieses hindurch in das Kniegelenk eingezogen werden, zeigte experimentell und klinisch zunächst hoffnungsvolle Ansätze (Rehm et al. 1984; Blauth u. Hassenpflug 1985; Rehm u. Schultheis 1985; Diehl et al. 1987; Haupt u. Duspiva 1988; Lobenhoffer et al. 1988; Holzmüller et al. 1989 b; Schöttle et al. 1990). Die resorbierbaren Kordeln und Bänder weisen jedoch 2 wesentliche Nachteile auf: zum einen besteht eine so hohe Elastizität, daß bereits geringe Kräfte zu erheblichen Verlängerungen führen (Hoffmann et al. 1989), zum anderen ist die Resorptionskinetik im aggressiven synovialen Milieu stark beschleunigt, so daß bereits nach 4 Wochen nur noch etwa 20 % der ursprünglichen Festigkeit vorhanden sind (Scherer et al. 1991). Das reicht zum Schutz der Naht nicht aus. Experimentell wiesen die mit Polydiaxanon verstärkten Transplantate gegenüber unverstärkten Plastiken entweder keine Unterschiede (Holzmüller et al. 1992) oder sogar signifikant niedrigere Reißkraftwerte auf (Siebels et al. 1989). Solange keine resorbierbaren Materialien zur Verfügung stehen, deren Elastizität geringer und deren Halbwertzeit wesentlich länger ist als bei den bisher vorhandenen, können diese zur Nahtsicherung nicht empfohlen werden.
- Der Einsatz nicht resorbierbarer alloplastischer Bänder zur Nahtprotektion wurde bisher für Polypropylen (Schabus 1988 b; Weikamp u. Schneider 1991), Polyethylentherephtalat (Krudwig et al. 1992; Pässler et al. 1992; Boszotta et al. 1993) und Carbonfasern (Sim et al. 1989) beschrieben. Während Kohlefaserbänder durch die bekannten Nachteile keine Rolle mehr spielen, zeigte das Polypropylenband im Zweijahresergebnis bei 24 Patienten in 14 Fällen eine volle und in 10 Fällen eine eingeschränkte Sportfähigkeit. Dabei wurde operationstechnisch so vorgegangen, daß das VKB genäht und das verstärkende Kunstband divergierend dazu aus dem tibialen Isometriepunkt heraus „over-the-top" geführt wurde (Schabus 1988 b). Ziel dieser Bandführung war es, eine Belastungsverteilung („load-sharing") bei zunehmender Beugung des Kniegelenks zu erreichen. Isometriemessungen (Hassenpflug et al. 1985; Seedhom 1988; Wagner u. Gotzen 1989) hatten nachgewiesen, daß die Over-the-top-Positionierung des Kreuzbandes bei Beugung des Kniegelenks eine erhebliche Lockerung zur Folge hat, so daß der Grundgedanke der divergierenden Nahtprotektion dahin ging, mit zunehmender Flexion die Belastung des körpereigenen genähten Kreuzbandes progressiv zu steigern. Dieser Technik haben sich inzwischen weitere Operateure angeschlossen (Hanley et al. 1989; Krudwig et al. 1992; Pässler et al. 1992), wobei Pässler nach 3 Jahren über 93 % sehr gute und gute Ergebnisse berichtete. Als weiterer Vorteil neben dem „load-sharing" wird für den Over-the-top-Einzug des Kunstbandes die geringere Abriebgefahr angeführt, da bei der runden Bandführung aus der dorsolateralen Fossa intercondylica hinaus keine Knochenkanten am Kunstband scheuern. Schabus hat für die divergierende Technik bei 97 Patienten 10 Rupturen (10 %) in einem Zweijahreszeitraum angegeben (Schabus 1988 b).

## 2.1.4.3 Kreuzbandplastik

Bei akuten Kreuzbandrupturen, die für eine Bandnaht nicht geeignet sind (z. B. völlig aufgefaserte Bandstümpfe = mop end tears), und in nahezu allen Fällen einer chronischen VKB-Insuffizienz mit retrahierten bzw. resorbierten Bandstümpfen ist eine Kreuzbandersatzplastik erforderlich. Als Material kommen autogene, allogene und xenogene Transplantate sowie alloplastische Implantate in Frage. Naturgemäß sind derartige Ersatzplastiken – gleichgültig welcher Art – nicht in der Lage, die differenzierte Funktion des VKB (Neurath u. Stofft 1992) mit seiner kompletten Isometrie, seinen progredient rekrutierten Fasern und seinen propriozeptiven Fähigkeiten zu übernehmen.

### 2.1.4.3.1 Autogene Transplantate

Körpereigene Ersatzmaterialien haben den Vorteil der Biokompatibilität. Sie können frei oder gestielt an anderer Stelle entnommen und im Verlauf des natürlichen VKB reimplantiert werden. Historisch waren die ersten Kreuzbandersatzplastiken aus Fascia-lata-Streifen (Smith 1918; Hey Groves 1920). Weitere autogene Kreuzbandersatzmaterialien (Tabelle 2.2) sind Grazilissehne (Lindemann 1950; Villiger 1984), Semitendinosussehne (Cho 1975; Klein 1990; Riel u. Bernett 1990), Meniskus (Hölzel 1917; Mitsou et al. 1988), Periost- und Cutisstreifen (Enneker 1985) sowie Plantarissehne (Passl et al. 1986).

Als „goldener Standard" gilt heute jedoch das mittlere (zentrale) Patellarsehnendrittel, welches erstmals von Zur Verth und von Wittek erwähnt wurde (Zur Verth 1933; Wittek 1933, 1935). Generelle Verbreitung hat dieses Autotransplantat durch die Arbeiten von Jones sowie Brückner gefunden (Jones 1963, 1970; Brückner 1966). Die Patellarsehne ist das einzige Transplantat, das primär eine höhere Festigkeit aufweist als das natürliche Kreuzband (Noyes et al. 1984; Butler et al. 1985).

**Tabelle 2.2.** Reißfestigkeit verschiedener autogener Transplantate (Noyes et al. 1984; Butler et al. 1985)

| Transplantat | Maximale Reißfestigkeit | % des VKB |
|---|---|---|
| VKB | 1725±660 | 100 |
| Patellarsehne (Knochen-Sehne-Knochen) <br> – zentrales Drittel <br> – mediales Drittel | <br> 2900±260 <br> 2734±298 | <br> 168 <br> 159 |
| Semitendinosus | 1216±50 | 70 |
| Gracilis | 838±30 | 49 |
| Tractus iliotibialis (distal, 18 mm breit) | 769±99 | 44 |
| Fascia lata (16 mm breit) | 628±35 | 36 |
| Quadrizeps Sehne – Patella Periost – Patellarsehne <br> – mediales Drittel <br> – zentrales Drittel <br> – laterales Drittel | <br> 371±46 <br> 266±74 <br> 249±54 | <br> 21 <br> 15 <br> 14 |

## 2.1 Aktueller Wissensstand

*Patellarsehne*
Nach anfänglichen Versuchen mit distal gestielten Patellarsehnen (Brückner 1966), bei denen sich jedoch die reine Patellarsehne mit patellarem Knochenblöckchen für die isometrische Plazierung als zu kurz erwies (Miller u. Dandy 1991), hat sich heute das freie Patellarsehnentransplantat mit Knochenblöckchen von der Tuberositas tibiae und vom unteren Patellapol als autogenes Standardverfahren durchgesetzt. Das mittlere Patellarsehnendrittel kann entweder über eine (Mini)Arthrotomie oder arthroskopisch implantiert werden, wobei sich in prospektiven Vergleichsstudien keine Vor- oder Nachteile einer der beiden Methoden ergaben (Noyes u. Mangine 1987; Gillquist u. Odensten 1988; Hardin et al. 1991). Allenfalls ein geringerer Schmerzmittelverbrauch in der direkten postoperativen Phase wurde für die arthroskopische Technik beschrieben (Passler et al. 1992; Kohn 1993). Operationstechnisch bedingt die Verwendung der Patellarsehne die Anlage von 2 transossären Bohrkanälen mit Fixation der Knochenblöckchen im jeweiligen femoralen bzw. tibialen Bohrloch. Die Fixation erfolgt entweder mit Schrauben (Schabus 1988 a, b), Interferenzschrauben (Kurosaka et al. 1987; Lobenhoffer et al. 1991; Passler et al. 1992; Fellinger et al. 1993), K-Drähten (Jones 1970), durch Press-Fit (Lais et al. 1989; Lais 1990), durch Klammern (Wirth 1989; Wirth u. Kohn 1989; Wirth u. Kohn 1990) oder durch miteinander verknotete Fäden (Müller 1982; Fried et al. 1985). Die zur Verbesserung der Durchblutung beschriebene Methode, das Patellarsehnentransplantat am Hoffa-Fettkörper gestielt zu belassen (Clancy et al. 1982; Paulos et al. 1983; Benedetto 1985 a, b; Kipfer et al. 1990), hat keine Vorteile gebracht. Die Operationstechnik wird erschwert, der Hoffa-Fettkörper fibrosiert und führt zu zusätzlichen Störungen, da mechanische Probleme durch ein Impingement des voluminöseren Transplantats bei der endgradigen Streckung auftreten (sog. Zyklopssyndrom) (Jakob et al. 1988; Kipfer et al. 1990).

Die klinischen Ergebnisse des freien Patellarsehnentransplantates sind zu etwa 3/4 sehr gut und gut, wobei eine direkte Vergleichbarkeit der einzelnen Arbeiten wegen unterschiedlicher Untersuchungstechniken, Beobachtungszeiträume und Bewertungskriterien nur bedingt gegeben ist (Tabelle 2.3).

**Tabelle 2.3.** Sammelstatistik (Literaturübersicht): Ergebnisse des VKB-Ersatzes durch Patellarsehne (*M* Monate, *J* Jahre)

| Name (Jahr) | n | Nachuntersuchungszeitraum | [%] sehr gut/gut | Bemerkungen |
|---|---|---|---|---|
| Jones (1980) | 92 | 18 M | 64 | |
| Clancy et al. (1982) | 50 | 33 M | 94 | + Extraartikuläre Stabilisation |
| Johnson et al. (1984) | 87 | 7,9 J | 69 | |
| Hefti et al. (1985) | 87 | 2 J | 81 | |
| Holzach et al. (1986) | 95 | 2 J | 78 | + Extraartikuläre Stabilisation |
| Sandberg u. Balkfors (1988 b) | 89 | 5 J | 78 | |
| Hackenbruch et al. (1990) | 56 | 7,5 J | 64 | |
| Kipfer et al. (1990) | 50 | 33 M | 64 | |
| Holmes et al.(1991) | 27 | 68 M | 85 | Nur chronische Fälle, + extraartikuläre Stabilisation |
| Aglietti et al. (1992) | 44 | 7 J | 66 | |
| Gesamt | 677 | 4,1 J | 74 | |

Im direkten Vergleich zu anderen Techniken (reine Kreuzbandnaht, extraartikuläre Stabilisation, Semitendinosussehne) schnitt die Patellarsehne am besten ab (Hefti et al. 1982, 1985; Holmes et al. 1991). In einer Studie von Sandberg wurden die Ergebnisse der Patellarsehnenplastik nach 2 und 5 Jahren verglichen. Dabei fand sich im Verlauf der Zeit keine signifikante Verschlechterung desselben Patientenkollektivs (Sandberg u. Balkfors 1988 b).

Dennoch ist auch die Verwendung der Patellarsehne als Kreuzbandersatz nicht ohne Probleme. Diese liegen vor allem in 3 Bereichen:

a) Schwächung des Transplantates im Rahmen des postoperativen Umbaus („mechanische Stabilitätslücke" nach Blauth u. Hassenpflug 1985),
b) Beschwerden im Bereich der Patella und des Streckapparats und
c) persistierendes Streckdefizit.

*ad a.* Das entnommene Patellarsehnentransplantat wird mit seinen Knochenblöckchen in der Spongiosa von Femur und Tibiametaphyse verankert. Während die Einheilung der Knochenblöckchen relativ rasch vonstatten geht und bereits nach 6 Monaten der Knochen-Knorpel-Übergang histologisch weitgehend normale Verhältnisse zeigt (Schiavone Panni et al. 1993 a, b; Bosch et al. 1989 a und b), durchläuft der sehnige Anteil des Transplantates eine Nekrosephase, die nach 2 Wochen bereits fast die Hälfte des Transplantates erfaßt hat (Bosch et al. 1988). In den folgenden Wochen wandern Mesenchymalzellen in das Transplantat ein, die sich bis zum Ende der 6. Woche in Fibroblasten umwandeln. Es folgt die Phase der reparativen Proliferation und der Revaskularisation. Außen wird das Transplantat von Synovia umkleidet, die nach 8–12 Wochen ein histologisch normales Aussehen hat (Chiroff 1975; Bosch u. Kasperczyk 1992). Ab der 16. Woche können Kollagenfaserbündel nachgewiesen werden, die zunächst ungerichtet sind und sich allmählich im Verlauf der Zugbelastung ausrichten. Nach 1 Jahr besteht das Patellarsehnentransplantat aus dichtem Bindegewebe mit längsgerichteten Kollagenfaserbündeln und zahlreichen Fibroblasten. Allerdings sind Chondroidzellen im zentralen Anteil des Transplantats nachweisbar (Bosch u. Kasperczyk 1992). In diesem Bereich finden sich auch kaum Blutgefäße, statt dessen aber immer noch Nekroseareale. Das Kollagen ist hauptsächlich Typ III-Kollagen, so daß davon ausgegangen werden muß, daß das umgewandelte Patellarsehnentransplantat nach 1 Jahr histologisch und ultrastrukturell weder einem echten Kreuzband noch seiner ursprünglichen Struktur als Patellarsehne gleicht, sondern vielmehr dem Bild einer straffen Bindegewebenarbe entspricht (Bosch et al. 1990; Kohn 1990). Die von Amiel postulierte „Ligamentisation" bleibt offensichtlich aus (Amiel et al. 1986).

Dies belegen auch die biomechanischen Experimente, die die Festigkeit des Transplantats im postoperativen Verlauf untersucht haben. So fand Clancy bei seinen Versuchen mit Rhesusaffen, daß die Reißfestigkeit (=maximum load) der Patellarsehnentransplantate im Vergleich zum gesunden Kreuzband der Gegenseite nach 3 Monaten nur 26 % betrug, nach 6 Monaten 43 %, nach 9 Monaten 38 % und nach einem Jahr 52 % (Tabelle 2.3), (Clancy et al. 1981). Sehr ähnliche Werte wurden von McFarland für die maximale Belastbarkeit des VKB-Ersatzes beim Hund (McFarland et al. 1986) und von Kasperczyk für den HKB-Ersatz beim Schaf ermittelt. Er fand eine Festigkeit des Patellarsehnentransplantates im Vergleich zum nichtoperierten HKB der Gegenseite nach 8 Wochen von 16 %, nach 16 Wochen von 37 %, nach 26

## 2.1 Aktueller Wissensstand

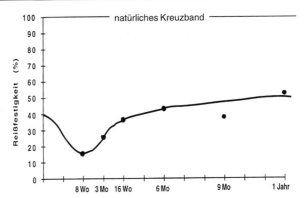

**Abb. 2.3.** Zeitlicher Verlauf der Maximalbelastbarkeit des autogenen Patellarsehnentransplantates im Vergleich zum natürlichen Kreuzband (Nach Clancy et al. 1981; Bosch u. Kasperczyk 1992; Holzmüller et al. 1992)

Wochen von 61 %, nach 1 Jahr von 67 % und nach 2 Jahren von 80 % (Kasperczyk et al. 1988; Bosch u. Kasperczyk 1992). Die Einjahreswerte mit einer Reißfestigkeit von etwa der Hälfte des natürlichen Kreuzbandes wurden von Holzmüller in Schafsversuchen für das VKB bestätigt (Holzmüller et al. 1992).

Wenngleich die Ergebnisse dieser Tierversuche nicht direkt auf den Menschen übertragbar sind, so ist dennoch davon auszugehen, daß die gleichen Phasen der Nekrose, der Revaskularisation, der Rekollagenisierung und der Kollagenfaserausrichtung (Remodelling) auch für den humanen autogenen Patellarsehnenkreuzbandersatz zutreffen. Damit kann ebenfalls die entsprechende „mechanische Stabilitätslücke" als gesichert gelten, deren Maximum zwischen 2 und 6 Monaten liegen dürfte, also genau in dem Zeitraum, in dem üblicherweise die Behandlung abgeschlossen und der Patient wieder seiner vollen Aktivität zugeführt wird. Auch nach 1 Jahr beträgt die Stärke des Transplantats nur etwa 1/2 bis maximal 2/3 des gesunden Kreuzbandes und im weiteren Langzeitverlauf ist mit keiner wesentlichen Zunahme der Festigkeit mehr zu rechnen. Somit weisen die histologischen und biomechanischen Untersuchungen der Belastbarkeit der Patellarsehnenplastik darauf hin, daß Sportfähigkeit nach dieser Art des Kreuzbandersatzes frühestens nach 1 Jahr gegeben ist, da bis zu diesem Zeitpunkt die Gefahr einer Überlastung und somit Elongation des sich umbauenden Gewebes besteht. Rougraff hat bei seinen arthroskopischen und feingeweblichen Untersuchungen sogar erst nach 3 Jahren die endgültige Morphologie der Bandersatzstruktur gefunden (Rougraff et al. 1993), was darauf hindeutet, daß die Schonungsphase vielleicht noch länger sein müßte.

*ad b.* Ca. 20–30 % der Patienten klagen nach der Entnahme des mittleren Patellarsehnendrittels über Beschwerden retropatellar und im distalen Streckapparat. Dieses als „infrapatellares Kontraktursyndrom" (Paulos et al. 1987) bezeichnete Beschwerdebild geht einher mit Quadrizepsschwäche (Yasuda et al. 1992) sowie Reiben und Schmerzen im Sinne einer Chondropathia patellae (Shino et al. 1993). Sachs fand in 65 % der Patienten eine Minderung der Quadrizepskraft auf weniger als 80 % (Sachs et al. 1989), Rosenberg ermittelte bei isokinetischer Testung ein durchschnittliches Quadrizepsdefizit von 18 % (Rosenberg et al. 1992). Ursache dürfte eine Vernarbung und Verkürzung der Patellarsehne nach Entnahme des mittleren Drittels sein, die zu einer Patella infera führen kann (Paulos et al. 1987; Kasperczyk et al.

1989; Aglietti et al. 1992; Shaffer u. Tibone 1993). Das rezierte mittlere Drittel wird durch minderwertiges Narbengewebe ersetzt. Dies hat über eine Volumenzunahme eine Schwächung und Verschwielung der Patellarsehne zur Folge. Holzmüller fand nach der Transplantatentnahme einen Rückgang der Bruchlast auf 67 % des Ursprungswertes. Nach 1 Jahr betrug die Reißfestigkeit der Patellarsehne nur 89 % der Gegenseite (Holzmüller et al. 1989 a; Burks et al. 1990; Scherer et al. 1993). Demzufolge sind auch vereinzelt Berichte über Rupturen des Streckapparats nach Kreuzbandersatzplastiken erschienen (Bonamo et al. 1984; Delee u. Craviotto 1991; Brülhart et al. 1993).

ad c. Das persistierende postoperative Streckdefizit ist ebenfalls ein Problem, das hauptsächlich den VKB-Ersatz durch Patellarsehne betrifft. Ursache ist eine Hypertrophie des ohnehin recht voluminösen Transplantates, das gegen das vordere Dach der Fossa intercondylica stößt. Es kommt hier durch den sog. „Guillotineeffekt" zur Narbenbildung bzw. zur Transplantathyperplasie (Zyklopssyndrom), wodurch auch bei vorgenommener Notchplastik (Erweiterung der Fossa intercondylica) die postoperative Streckung eingeschränkt wird. Die Häufigkeit postoperativer Streckdefizite wurde bis zu 11 % beschrieben (Harner et al. 1992). Gächter fand bei 121 Patienten mit Problemen nach Kreuzbandplastiken in 30 Fällen (24,8 %) diese Transplantathyperplasie. Bei allen Patienten war das Lig. patellae als Transplantat verwendet worden (Gächter 1990 a).

Betrachtet man den postoperativen Festigkeitsverlust im Vergleich zur ursprünglichen Reißfestigkeit verschiedener autogener Ersatzplastiken, so wird klar, warum als Kreuzbandersatz die Patellarsehne bevorzugt wird. Sie weist als einzige eine primär größere Stärke als das körpereigene Kreuzband auf. Die mechanische Stabilitätslücke ist ja nicht allein auf das mittlere Patellarsehnendrittel beschränkt, sondern betrifft alle autogenen Transplantate, da im Prinzip die gleichen Mechanismen – Unterbrechung der Blutversorgung, Verlagerung des Transplantats in das Knie, Nekrosen, Revitalisierung – auch für alle anderen autogenen Gewebe zutreffen, wahrscheinlich sogar noch in erhöhtem Maße, da diese Transplantate ohne Knochenblöckchen implantiert werden. Ausgehend von der ursprünglichen Reißfestigkeit ist als gesichert anzunehmen, daß diese Transplantate postoperativ so schwach werden, daß in einem Großteil der Fälle mit einer Insuffizienz gerechnet werden muß. Als Ausweg wurde z.B. für die Semitendinosussehne die Doppelung oder gar Tripelung (Gomes u. Marczyk 1984; Klein 1990) beschrieben oder die Verwendung von Semitendinosus- und Grazilissehne gemeinsam (Hanley et al. 1989), evtl. jeweils sogar gedoppelt. Dies bedeutet ein erhebliches Volumen des Transplantats mit entsprechenden mechanischen Störungen und schlechterer Revaskularisation.

*Pes-anserinus-Sehnen*
Die nach der Patellarsehne am häufigsten geübte Verwendung von Sehnen der Pesanserinus-Gruppe (M. semitendinosus, M. gracilis) (Lindemann 1950; Cho 1975; Villiger 1984; Gomes u. Marczyk 1984; Klein 1990; Riel u. Bernett 1990) vermeidet die Probleme am Streckapparat. Die operative Gewinnung mittels Sehnenstripper ist einfach. Allerdings bedingt die sehr viel geringere Zugfestigkeit, die durch den postoperativen Umbau weiter herabgesetzt wird, eine längere und schonendere Nachbehandlung. Außerdem kommt es nach Entnahme der Semitendinosus- oder Grazilissehne zu einer signifikan-

ten Schwächung der ischiokruralen Muskulatur (Marder et al. 1991). In direkten Vergleichsuntersuchungen zwischen Patellarsehne und Semitendinosussehne schneidet die Semitendinosussehne deutlich schlechter ab, insbesondere hinsichtlich der postoperativen Stabilität (Holmes et al. 1991; Marder et al. 1991).

*Patellarsehnendrittel-Patellaperiost-Quadrizepssehne (PPQ)*
Da die Patellarsehne allein, wenn man sie an ihrem distalen Ansatz gestielt beläßt, zu kurz ist, um transartikulär isometrisch fixiert zu werden (Miller u. Dandy 1991), kam Marshall auf die Idee, das Transplantat nach kranial zu verlängern, indem er einen Perioststreifen der Patella ablöste und die Inzision in die distale Quadrizepssehne hinein verlängerte (Marshall et al. 1979). Der nunmehr erhaltene Gewebestreifen war lang genug, jede Art der Bandführung innerhalb des Gelenks zu erlauben. Allerdings haben die Untersuchungen von Noyes nachgewiesen, daß der mittlere Abschnitt, das Periost der Patella, mit einer primären Reißfestigkeit von maximal 370 N den Schwachpunkt darstellt (Noyes et al. 1984). Gerade dieser Teil kommt jedoch in die mechanisch am stärksten belastete Zone am femoralen Ursprung zu liegen. Bedenkt man des weiteren die Schwächung des Transplantats durch die postoperative Umbauphase, so ist eine Elongation der Bandplastik auch bei den geringen Krafteinwirkungen des Alltags zu befürchten, auf jeden Fall aber bei sportlicher Belastung. Dies wurde klinisch bestätigt durch die Untersuchungen von Kornblatt, die nach 5,5jähriger Beobachtungszeit einen positiven Pivot-shift in 45 % der Patienten und Instabilitätssymptome in 21 % beobachtete (Kornblatt et al. 1988). Andererseits konnte Howe bei einer ebenfalls 5,5jährigen Nachbeobachtung über 76 % zufriedenstellende Resultate berichten (Howe et al. 1991). Die ursprüngliche Technik des PPQ-Transplantats führte „over-the-top". Eine Modifikation wurde von Blauth beschrieben, der ein zweizügiges PPQ-Transplantat einzog und einen Schenkel durch ein femorales Bohrloch, den 2. „over-the-top" führte (Blauth 1984). Ergebnisse dieser Technik sind nicht bekannt.

*Meniskus*
Die Verwendung des Meniskus (meist des Innenmeniskus) als Kreuzbandersatz stößt auf erhebliche Vorbehalte, wenn man berücksichtigt, welch bedeutende Aufgabe die Menisken bei der Druckverteilung und Gelenkknorpelentlastung haben. Dies wird deutlich in der massiven Zunahme degenerativer Veränderungen instabiler Kniegelenke nach Meniskektomie. Es ist also auf keinen Fall gerechtfertigt, einen intakten Meniskus als Kreuzbandersatz zu opfern. Allenfalls käme die Verwendung eines Korbhenkelrisses in Frage, der dorsal gelöst und an seiner ventralen Basis belassen würde. Bei dieser Rißform ist jedoch eine so große Schädigung des meniskealen Knorpels anzunehmen, daß auch dieses Gewebe zum Kreuzbandersatz ungeeignet erscheint.

### 2.1.4.3.2 Allogene Transplantate

Um die Vorteile der Patellarsehne (große Festigkeit und frühzeitige Einheilung durch die endständigen Knochenblöckchen) nutzen und ihre Schwächen (Störungen des Streckapparats an der Entnahmestelle) vermeiden zu können, wurden in den letzten Jahren in tierexperimentellen und klinisch-experimentellen Untersuchungen allogene Transplantate verwendet. Im Prinzip können alle Gewebe, die zum autogenen Kreuzbandersatz geeignet sind, auch als Allografts zum Einsatz kommen, jedoch ist auch hier das weitaus häufigste Transplantat das mittlere Patellarsehnendrittel. Der Vorteil allogenen Materials ist die weitgehende Verfügbarkeit (z. B. können durch Dreiteilung aus einer Leichenpatellarsehne 3 Kreuzbandplastiken gewonnen werden) und langfristige Lagerfähigkeit sowie die Möglichkeit, aus verschiedenen Transplantatgrößen zu wählen. Die Präparate müssen nach den Richtlinien der Organtransplantation getestet werden, so daß das Risiko der HIV- oder Hepatitisübertragung weitgehend ausgeschlossen wird.

Die allogenen Transplantate durchlaufen die gleichen Umbauphasen wie die autogenen Bandplastiken (Shino et al. 1984, 1988; Nikolaou et al. 1986; Arnoczky et al. 1986; Drez et al. 1991). Allerdings scheinen die Umbauvorgänge der Allografts längere Zeiträume in Anspruch zu nehmen als die der Autografts (Jackson et al. 1993). Von einigen Untersuchern wurden auch stärkere unspezifische Immunreaktionen beschrieben (Jackson et al. 1990; Vasseur et al. 1991). Der Konservierungsprozeß – Einfrieren bei −70°C oder Lyophilisation – scheint keinen Einfluß auf das Verhalten der Transplantate zu haben (Jackson et al. 1988). Möglicherweise führt jedoch die Sterilisation mit Aethylenoxid zu einer verstärkten unspezifischen Immunreaktion (Jackson et al. 1990).

Die klinischen Ergebnisse mit allogenem Kreuzbandersatz sind aufgrund relativ kleiner Kollektive und kurzer Beobachtungszeiten noch nicht aussagekräftig. So fand Gögüs bei 14 Fällen eine gute Stabilisierung des Kniegelenkes. Allerdings traten bei 2 Patienten größere Knochenzysten im Verlauf des femoralen bzw. tibialen Bohrkanals auf (Gögüs et al. 1993). Indelicato berichtete bei 30 Patienten über 73 % sehr gute und gute Ergebnisse, Abstoßungsreaktionen wurden in keinem Fall beobachtet (Indelicato et al. 1992). Nach den bisherigen experimentellen Ergebnissen und klinischen Anfangsresultaten könnte es sich beim allogenen Kreuzbandersatz um eine zukunftsweisende Methode handeln.

### 2.1.4.3.3 Xenogene Transplantate

Als weiterer „biologischer" Kreuzbandersatz wurden seit 1982 xenogene Gewebe, v. a. Rindersehnen verwendet (Zichner 1985; Zichner u. Sztulman 1986). Diese wurden in aller Regel durch Glutaraldehyd fixiert. Sowohl experimentell (Ascherl et al. 1985) als auch klinisch zeigte sich eine schlechte Verträglichkeit mit ungünstigen Ergebnissen (Good et al. 1989; Dahlstedt et al. 1989), so daß diese Technik heute kaum noch geübt wird.

### 2.1.4.4 Augmentation

Die „Achillesferse" aller biologischen Kreuzbandersatzplastiken ist die umbaubedingte Stabilitätslücke während des 1. Jahres. Theoretisch wäre es ideal, ein Augmentationsmaterial zur Verfügung zu haben, das diese „vulnerable Phase" des autogenen Transplantats schützt, um dann vom Körper abgebaut zu werden. Derartige Materialen existieren z. Z. jedoch noch nicht. Es wurde deshalb der Weg beschritten, körpereigene Ersatzplastiken durch nicht resorbierbares synthetisches Material zu augmentieren. Vorzugsweise werden dazu beide Anteile miteinander vernäht (composite graft) und als gemeinsames Transplantat in das Kniegelenk eingezogen (= koaxiale Technik). Mögliche Probleme ergeben sich dadurch, daß das synthetische Material durch Übernahme der gesamten Last den formativen Reiz zur Einheilung und Proliferation für den autogenen Bandanteil fortnimmt (stress shielding), so daß die Nekrosephase nie überwunden und das biologische Bandersatzmaterial resorbiert wird bzw. funktionslos bleibt. Es kommt also bei der augmentierten Bandplastik wesentlich darauf an, die Dimensionen bzw. Steifigkeit und Elastizitätsmodul beider Komponenten so zu wählen, daß statt des „stress shielding" ein „stress sharing" – am besten mit allmählich zunehmender Lastübernahme durch das autogene Transplantat – stattfindet (Daniel u. Van Kampen 1988). Hanley versuchte, den Anteil der Belastungsverteilung zwischen Kunstband (Kennedy-LAD) und autogenem Bandersatz zu ermitteln. Er fand dabei, daß das Kunstband im Zusammenhang mit der Patellarsehne 28 % der Belastung übernahm, in Zusammenhang mit Semitendinosus- plus Grazilissehne 45 % der Belastung (Hanley et al. 1989). Somit übernimmt das biologische Band auf jeden Fall mehr als die Hälfte der Last, so daß der funktionelle Reiz gewährleistet ist.

Ein anderer Versuch, beim kombinierten Einsatz autogenen und alloplastischen Materials die Last mehr auf das autogene Transplantat zu verteilen, ist die divergierende Implantation, bei der die biologische Plastik isometrisch, das Kunstband „over-the-top" eingebracht wird. Damit soll das bei der divergierenden Nahtprotektion bereits beschriebene Prinzip verwirklicht werden (McCarthy et al. 1990).

Nach der ersten Erwähnung eines „composite graft" durch Ludloff (Ludloff 1927) war es 1980 Kennedy, der erstmals die Verstärkung eines distal gestielten Patellarsehnen-Patellaperiost-Quadrizepssehnentransplantats durch ein Polypropylenband vorstellte (Kennedy et al. 1980). Auf diese Weise versuchte er, die primäre Schwäche des Patellarsehnen-Patellaperiost-Quadrizepssehnentransplantats (= PPQ, s. Tabelle 2.2), die durch die postoperative Nekrosephase noch verstärkt wird, zu überwinden. Ein möglicher Nachteil dieser Technik ist die Over-the-top-Führung des gesamten Bandverbunds, da hierbei die bekannte Beugelaxität eintritt sowie die unsichere proximale Einheilung an der Knochenaußenseite.

Eine weitere sehr häufige Anwendung der Augmentation ist die Verstärkung der Semitendinosussehne – meist in Form einer Doppel- oder Dreifachschlinge –, wobei diese frei (Klein 1990; Schneider-May 1993) oder distal gestielt (Bernett et al. 1985) eingezogen werden kann.

In einzelnen Veröffentlichungen werden die klinischen Ergebnisse sowohl der augmentierten Semitendinosussehne als auch des augmentierten PPQ-Ersatzes als gut bezeichnet. Klein hatte mit der gedoppelten und durch Kennedy-LAD verstärkten Semitendinosussehne in arthroskopischer Implantationstechnik im Einjahresverlauf zu 94 % sehr gute und gute Ergebnisse (Klein 1990). Riel führte 45 augmentierte gestielte Semitendinosussehnenplastiken und 27 PPQ-Plastiken mit Augmentation durch und ermittelte nach 5 Jahren zu 91 % ein sehr gutes bzw. gutes Resultat (Riel u. Bernett 1990).

Die neueste Methode der Augmentation autogenen Gewebes ist die Patellarsehnenplastik aus einem transligamentären Zugang heraus (Gächter 1990 b). Bei diesem salopp als „Hot-dog-Technik" bezeichneten Verfahren wird in das mittlere Patellarsehnendrittel hinein noch vor Entnahme der Knochenblöckchen ein synthetisches Band eingezogen und vernäht. Erst dann wird das „composite graft" entnommen und als Kreuzbandersatz implantiert. Über diese theoretisch sehr vorteilhafte Technik liegen noch keine klinischen Ergebnisse vor. Offen ist bei allen Augmentationsplastiken die Frage, ob und wann das Transplantat durch Lösung oder Entfernung des Kunstbandes dynamisiert werden sollte.

Vergleichende Studien zwischen augmentierten und nichtaugmentierten Kollektiven deuten sowohl klinisch als auch im Tierexperiment eine Überlegenheit der Augmentation an. Roth fand signifikante Vorteile der in der Kennedy-Technik augmentierten Kreuzbandersatzplastiken gegenüber nicht augmentierten bei 83 Patienten (Roth u. Kennedy 1985; Roth et al. 1985). Amendola prüfte an 66 Schafen das mittlere Patellarsehnendrittel, zur Hälfte augmentiert, zur Hälfte frei. Dabei fand er biomechanisch nach 1 Jahr eine signifikante Minderung der a.p. Laxität in der augmentierten Gruppe. Die maximale Reißfestigkeit war nach 4 Wochen in der augmentierten Gruppe höher, nach 52 Wochen betrug sie für beide Gruppen 50 % der normalen Festigkeit des VKB (Amendola u. Fowler 1992).

In einer prospektiven klinischen Studie untersuchte Noyes allogene Kreuzbandtransplantate mit und ohne Kunstbandverstärkung. Er fand bei einem Gesamtkollektiv von 115 operierten Kniegelenken (66 nichtaugmentiert, 49 augmentiert) eine bessere Stabilität während der ersten 20 Wochen in der augmentierten Gruppe. Nach 34 Monaten bestanden jedoch keine statistisch signifikanten Stabilitätsunterschiede mehr (Noyes u. Barber 1992).

### 2.1.4.5 Alloplastischer Bandersatz

Prinzipiell ist der Einsatz synthetischen Materials in der Kreuzbandchirurgie auf drei Wegen möglich:

a) zur Verstärkung bzw. zum Schutz biologischen Gewebes während des Umbauprozesses (Nahtprotektion, Augmentation) (engl. Stent),
b) als Gerüst bzw. Leitschiene zur Bildung von Neoligamenten (engl. Scaffold),
c) als vollständiger Kreuzbandersatz (Prothese).

*ad a.* Auf die Schutzfunktion für die Kreuzbandnaht bzw. für autogene Bandplastiken wurde bereits eingegangen.

*ad b.* Bestimmte Kunstbänder (Leeds-Keio-Band, Kohlefaserbänder) sind so konstruiert, daß zwischen die Maschen des Synthetikgewebes Fibroblasten einsprossen und im Laufe der Zeit einen funktionstüchtigen bindegewebigen Kreuzbandersatz bilden sollen (= Neoligament).

Inzwischen gibt es mehrere Arbeiten (Fujikawa et al. 1989; Baldovin et al. 1989), die aufgrund von arthroskopisch gewonnenen histologischen Untersuchungen die Bildung eines Neoligaments beim Leeds-Keio-Band bestätigen. Andere Autoren (Marcacci et al. 1991), die das Band aus Anlaß einer Ruptur histologisch aufarbeiteten, fanden im Zentrum der Prothese große Mengen von Fibroblasten und amorphen Materials, aber nur wenige Kollagenfibrillen, deren Verlauf ungerichtet war. Die klinischen Frühergebnisse, wie sie von Denti beschrieben wurden, waren gut. Sie zeigten bei 26 Patienten nach 33 Monaten einen Anstieg des Lysholm-Scores von 61,3 auf 92,5. Zwei Rupturen wurden beobachtet (Denti et al. 1990). Macnicol kam zu sehr viel schlechteren Resultaten. Er fand bei 20 nachuntersuchten Patienten 2–4 Jahre postoperativ nur in 65 % gute Ergebnisse und unter Narkose sogar bei der Hälfte der Kniegelenke einen positiven „pivot-shift". Auch zeigten seine histologischen Untersuchungen wenig Überzeugendes im Hinblick auf die Neoligamentbildung. In dem Knie, das postoperativ die größe Stabilität zeigte, war das Kunstband nur von dünner hyperämischer Synovia bedeckt. Die Biopsie aus den tieferen Schichten zeigte Fremdkörperreaktionen, zusätzlich fand sich eine Fragmentation der synthetischen Fasern. Ein Band war rupturiert. Dieses bestand in seinen zentralen Anteilen nur aus spärlichem Bindegewebe (Macnicol et al. 1991). Insgesamt lassen diese Beobachtungen den Schluß zu, daß das einsprießende Bindegewebe wohl nur einen Narbenstrang als Bandersatz bildet, der bei Versagen des synthetischen Materials die notwendige Lastübernahme nicht gewährleisten kann.

*ad c.* Während die bisher beschriebenen Anwendungsmodi alloplastischer Bänder letztlich nur dem temporären Ziel dienen, das Kniegelenk bis zur Restitution des biologischen Gewebes zu stabilisieren, müssen Vollprothesen im Hinblick auf die zu erwartende Langzeithaltbarkeit allen Anforderungen in erhöhtem Maße gerecht werden.

Theoretisch haben künstliche Bänder etliche Vorteile: Sie sind unbegrenzt verfügbar, vereinfachen die Operationstechnik, schonen körpereigenes Gewebe, sind sofort belastbar und lassen bei Versagen sämtliche „biologischen" Möglichkeiten offen.

Zusammenfassend müssen alloplastische Bänder zum Einsatz in der Kreuzbandchirurgie generell folgende Bedingungen erfüllen (z. T. nach Freudiger 1991):

- hohe mechanische Belastbarkeit (primäre Stabilität, Ermüdungsarmut, Torsionsbeständigkeit)
- gute Fixationsmöglichkeit
- reversible Dehnungseigenschaften (minimale Dehnbarkeit, lineares Zugverhalten)
- gute Scheuerbeständigkeit
- geringe Dimensionierung
- gute chemische Beständigkeit
- biologische Verträglichkeit (keine Fremdkörperreaktion, keine Kanzerogenität, keine Allergisierung)
- leichte Sterilisierbarkeit
- schnelle Bindegewebseinscheidung
- textilmäßige Fertigung

Die Festigkeit künstlicher Bänder übersteigt die des normalen Kreuzbandes in aller Regel bei weitem (Tabelle 2.4).

Das Hauptproblem der Bandprothese ist die Materialermüdung. Bei 2–4 Mio-Lastwechseln/Knie/Jahr (Seedhom 1992) ist im aggressiven Milieu der Synovia eine lange Funktionsdauer nur zu erreichen, wenn bestimmte operative bzw. biomechanische Bedingungen erfüllt sind. Dies ist v. a. die isometrische Plazierung des Bandersatzes. Nur sie garantiert eine nahezu gleichbleibende Länge und Spannung des Implantates im gesamten Bewegungszyklus. Andere Implantationsmethoden, wie z.B. die over-the-top-Technik, führen zu einer Lockerung des Bandes bei Beugung, so daß nunmehr Schubkräfte auftreten können, die das Band neben der vorherrschenden Zugbelastung auch einer Stauchungsbelastung aussetzen. Des weiteren sollten scharfe Abknickungen des Bandes vermieden werden. Die ossären Kanten beim Übertritt des Bandes aus dem Gelenk in den Knochen müssen abgerundet und

**Tabelle 2.4.** Mechanische Eigenschaften verschiedener alloplastischer Bänder. (Nach Dittel 1989)

| Band | Hersteller | Material | Reißlast [N] | Bruchdehnung [%] | Reversibles Dehnungsmaximum [%] | Steifigkeit [N/mm] |
|---|---|---|---|---|---|---|
| Gore-Tex | W.F. Gore | Teflon | 5300 | 9 | 2,0 | 322 |
| Proflex | Protek | Polyester | 4500 | 7,5 | 2,2 | 250 |
| Trevira (10 mm) | Telos | Polyester | 3680 | 21,9 | 1,84 | 172 |
| Kevlar | DuPont | Polyamid | 3500 | 9 | 2,5 | 365 |
| Dacron | Stryker/Meadox | Polyester | 3110 | 18 | 2,3 | 420 |
| Lafil | Braun | Carbonfaser | 2460 | 5 | 5 | |
| Kennedy LAD (8 mm) | 3M | Polypropylen | 2295 | | | |
| Leeds Keio | Howmedica | Polyester | 2200 | 9 | | 195 |
| Trevira (5 mm) | Telos | Polyester | 1879 | 21,2 | 1,9 | 123 |
| Kennedy LAD (6 mm) | 3M | Polypropylen | 1513 | 22 | 9 | 36,1 |
| (körpereigenes Kreuzband) | | | 1000–2200 | | | 120–240) |

geglättet werden, ein Einklemmen des Bandes durch den vorderen Bogen der Fossa intercondylica (Notch-Impingement) muß ggf. durch Erweiterung der Fossa intercondylica beseitigt werden.

Für die Belastungsprüfung der Bänder wurden standardisierte Bedingungen festgelegt (Claes 1991):

- Zugprüfung (trocken): Bandfixation über Zylinder. Einspannlänge 100 mm Abstand von Zylindermittelpunkt zu Zylindermittelpunkt (Zylinderdurchmesser 20 mm).
- Kriechtest: Bandlänge 100 mm, Last: 200 N, Dauer: 48 h, trocken (wahlweise in Aqua dest.)
- Dauerbiegetest:  – Prüfzuglast 40 N/120 N
  - Prüffrequenz 2 Hz
  - Biegewinkel zyklisch wechselnd zwischen 0 und 60°
  - Medium Aqua dest., 37°C
  - Material der Biegestelle: $AL_2O_3$ (Fadenführung nach DIN)
  - Biegestelle mit einem Radius von 4 mm abgerundet

Eine Feuchthaltung mit Kochsalzlösung hat sich wegen der Salzrückstände nicht bewährt.

Die maschinengeprüften Dauertestungen geben jedoch nur einen begrenzten Einblick in die Haltbarkeit des Bandes in vivo. So wurde z.B. nach dem Ergebnis des Dauerbelastungstests hochgerechnet, daß die Gore-Tex-Bandprothese im Kniegelenk 950 Jahre halten müßte (Di Giovine u. Shields 1991). Tatsächlich sind aber bereits zahlreiche Rupturen ohne operative Fehler beschrieben worden (Ferkel et al. 1989; Paulos et al.1992).

Die Biokompatibilität von Kunststoffbändern zeigt sich in der Art und dem Ausmaß der Fremdkörperreaktion, die durch das synthetische Material ausgelöst wird. Im Kniegelenk finden sich synoviale Reaktionen, Phagozytose, Fremdkörperriesenzellen und pH-Verschiebungen. Klinisch lassen sich Reizergüsse, Weichteilschwellungen, vermehrte Infektionen sowie der Verlust der Stabilität durch Resorptionsvorgänge nachweisen.

In vergleichenden Untersuchungen an Schafen fand Neugebauer für Aramidfasern, Kohlenstoffasern und Polyesterfasern charakteristische Fremdkörperreaktionen mit vereinzelten Riesenzellen (Neugebauer et al. 1983). Sowa beschrieb bei 24 explantierten Polyethylenterephthalatbändern (Dacron, Trevira, Ligapro) Entzündungszeichen mit Fremdkörperriesenzellen, die sich bei den Dacron- und Ligaprobändern vorwiegend an die einzelne Kunstfaser anlagerten (Sowa et al. 1991). Kock konnte in seiner Untersuchung von 5 explantierten Trevirabändern nachweisen, daß die Ausprägung der Fremdkörperreaktion durch unterschiedlich starke mechanische Reize beeinflußt wurde und an den Rupturstellen deutlich heftiger ausgeprägt war als in den intraartikulären und kortikalen Bandabschnitten (Kock et al. 1991 a, b).

Stärker als am intakten Band läßt sich die Fremdkörperreaktion beim Auftreten von Abriebpartikeln nachweisen. Durch mechanische Scheuereffekte, v. a. an scharfen Knochenkanten, sowie durch Brechen der Fasern bei Wechselbiegebelastung (z.B. Kohlenstoffbänder) werden winzige Bruchstücke freigesetzt. Diese lagern sich bei einer Partikelgröße von mehr als 15 µm vorwiegend in der Synovialmembran ein, kleinere Partikel konnten in einigen Fällen auch in den regionalen Lymphknoten nachgewiesen werden (Claes et al. 1987 a, b). Des weiteren wurde von der gleichen Arbeitsgruppe versucht, eine quantitative Auswertung der zellulären Reaktion am Kaninchenmodell vorzunehmen, indem eine definierte Menge von Abriebpartikeln verschiedener Bandprothesentypen in das Kniegelenk injiziert und nach 4wöchiger Versuchsdauer die histologischen Schnitte der Synovialmembran planimetrisch ausgewertet wurden. Dabei fand sich die geringste Reaktion von den auf dem Markt befindlichen Bändern für das Leeds-Keio- und das Trevira-Band (Claes et al. 1991). Auch hier gilt, daß für die Entstehung von Abriebpartikeln in vivo neben den Materialeigenschaften des Bandes selbst die Implantationstechnik von außerordentlicher Wichtigkeit ist. Im übrigen bleibt offen, inwieweit neben der synovialen Reaktion tatsächlich eine knorpelschädigende bzw. arthrosefördernde Wirkung durch die Abriebpartikel induziert wird (Jensen u. Klein 1990).

Auch dem Einwachsverhalten v. a. im knöchernen Kanal kommt für die Langzeithaltbarkeit einer Bandprothese Bedeutung zu. Der Nachweis einer ossären Inkorporation, wie für das Leeds-Keio-Band und z. T. auch für das Gore-Tex-Band und Kohlefaserbänder beschrieben, (Arnoczky et al. 1988; Weckbach et al. 1990; Ascherl et al. 1991) würde eine sichere und dauerhafte Verankerung bedeuten. Die meisten Kunstbänder werden jedoch nur von einer Bindegewebemembran umscheidet (Claes et al. 1987 a; Weckbach et al. 1990; Kock et al. 1991; Ascherl et al. 1991), die keine wesentliche Haltekraft aufweist. Demzufolge spielt die Bandverankerung sowohl in der postoperativen Phase als auch für die Langzeitfestigkeit eine erhebliche Rolle. Hierauf wird im einzelnen im experimentellen Kapitel eingegangen.

### 2.1.5 Bisheriger Kenntnisstand: Zusammenfassung

- Kreuzbandrupturen sind häufige Verletzungen mit großer medizinischer und volkswirtschaftlicher Relevanz.
- Bei konservativ-funktioneller Behandlung kompletter Kreuzbandrupturen kommt

es langfristig bei den meisten Patienten zu einer Befundverschlechterung mit symptomatischer Instabilität und Schädigung sekundärer Kniebinnenstrukturen, insbesondere bei Vorliegen bestimmter Risikofaktoren.
- Die alleinige Kreuzbandnaht hat keine günstigere Prognose als die konservativ funktionelle Behandlung und sollte deswegen verlassen werden.
- Besser sind die Ergebnisse bei der Nahtprotektion, die entweder durch autogene oder nicht resorbierbare synthetische Materialien vorgenommen werden kann.
- Bei nicht rekonstruierbaren Kreuzbändern bzw. bei chronischer Instabilität ist eine Kreuzbandersatzplastik erforderlich.
- Der historische Verlauf autogener Kreuzbandplastiken führte von schwächeren (Fascia lata) zu immer stärkeren Transplantaten, so daß die Implantation des freien mittleren Patellarsehnendrittels mit endständigen Knochenblöckchen das heute gängigste Verfahren mit den besten Langzeitergebnissen ist.
- Bei dieser Technik kommt es jedoch relativ häufig zu Beschwerden am distalen Kniestreckapparat und zu persistierenden Streckdefiziten.
- Alternativ können Sehnen der Pes-anserinus-Gruppe (meist mehrlagig) verwendet werden, die jedoch eine deutlich geringere Reißfestigkeit als die Patellarsehnen aufweisen. Außerdem ist ihre Einheilung durch Fehlen der endständigen Knochenblöckchen unsicher.
- Alle autogenen (und allogenen) Kreuzbandersatzplastiken durchlaufen postoperativ eine Umbauphase, die erst nach 1 Jahr weitgehend abgeschlossen ist. Schädigung oder Überlastung während dieser Schwächeperiode („mechanische Stabilitätslücke") können zu einem Versagen des Transplantats führen.
- Zur Überbrückung dieser „vulnerablen Phase" kann das biologische Transplantat durch ein synthetisches Band augmentiert werden, wobei der formative Reiz zur Transplantatreifung durch Übernahme einer Teillast erhalten bleiben muß.
- Für den alloplastischen Kreuzbandersatz (Prothese) gibt es bis heute keine Langzeitergebnisse. Die mittelfristigen Resultate deuten auf ein zunehmendes Versagen durch Rupturen hin. Des weiteren bestehen noch zahlreiche offene Fragen hinsichtlich der Materialeigenschaften, der Operationstechnik und der Verträglichkeit.
- Der Einsatz allogener oder alloplastischer Materialien ist noch im Stadium der klinisch-experimentellen Prüfung und sollte daher nur unter strenger Indikationsstellung sowie sorgfältiger Nachbehandlung und Dokumentation erfolgen.

## 2.2 Spezielle Problemstellung beim Einsatz alloplastischen Bandmaterials

Unseres Erachtens ist die Anwendung synthetischen Materials in der Kreuzbandchirurgie unter 3 Indikationsstellungen gerechtfertigt:

a) zur Protektion genähter bzw. reinserierter Kreuzbänder,
b) zur Augmentation „biologischer" Ersatzplastiken,
c) als Ultima ratio (salvage procedure) bei mehrfach voroperierten Komplexinstabilitäten, bei denen körpereigene Ersatzplastiken nicht möglich sind.

## 2.2 Spezielle Problemstellung beim Einsatz alloplastischen Bandmaterials

Trotz dieser relativ klaren Indikationen bleiben zahlreiche offene Fragen:
- Ist beim Einsatz eines Kunstbandes zur Protektion einer Kreuzbandnaht die isometrische Bandführung durch 2 transossäre Bohrlöcher günstiger oder die divergierende Bandführung „over-the-top"? Besteht bei der Zweikanaltechnik die befürchtete erhöhte Rupturrate (Schabus 1988 b; Witzel et al. 1991; Krudwig et al. 1992)? Welche Ursachen haben die möglicherweise auftretenden Rupturen?
- Welches ist der günstigste Operationszeitpunkt? (In den letzten Jahren fanden sich vermehrt Publikationen, die über eine erhöhte Arthrofibroserate bei primärer Kreuzbandversorgung innerhalb der ersten 2–3 Wochen berichteten) (Mohtadi et al. 1991; Shelbourne et al.1991; Harner et al. 1992).
- Haben neben der VKB-Ruptur auftretende intraartikuläre Begleitverletzungen einen Einfluß auf das Ergebnis?
- Zeigen die mittel- bis langfristigen Ergebnisse des Kunstbandes einen konstanten oder einen sich verschlechternden Verlauf? Gibt es dabei Unterschiede zwischen dem Einsatz als Nahtprotektion oder als Prothese?
- Hält sich die operativ erreichte Stabilität oder kommt es im Laufe der Zeit zu einer zunehmenden Lockerung (auch ohne Ruptur des Kunstbandes)?
- Sind adverse Reaktionen auf das synthetische Band (Allergie, Synovitis, chronische Reizzustände) zu beobachten? Wenn ja, unter welchen Bedingungen?
- Führt der Einsatz des synthetischen Bandes zu einer erhöhten Arthroserate?
- Welcher Nachuntersuchungsscore erfaßt die Ergebnisse am genauesten? Welche Übereinstimmung besteht zwischen subjektivem und objektivem Resultat?
- Stellt die Verankerung mit Klammern ein problemloses Verfahren dar, oder wirken sich die theoretisch bekannten Schwächen auch klinisch nachteilig aus?
- Erlaubt die Stabilisierung des Kniegelenks mit dem Kunstband eine Änderung des Weiterbehandlungskonzepts im Sinne einer aggressiveren funktionellen Therapie mit Verkürzung der Rehabilitationsdauer und der Arbeitsunfähigkeit?

# 3 Klinische Studie

## 3.1 Patienten und Methoden

### 3.1.1 Studiendesign

Von Juni 1986 bis September 1991 wurde eine prospektive klinische Studie zum alloplastischen Kreuzbandersatz durchgeführt, bei der ein synthetisches Band (Trevira hochfest) unter der Indikationsstellung „Nahtprotektion" bei frischen Rupturen und „Kreuzbandprothese" bei mehrfach voroperierten komplexinstabilen Kniegelenken zum Einsatz kam. In die Studie eingeschlossen wurden Patienten, deren Kreuzband akut (bis zu 8 Wochen) rupturiert war und deren Kreuzbandstumpf die erforderliche Länge und Gewebequalität aufwies, um eine Reinsertion mit hinreichender Aussicht auf Erfolg zu versuchen. In die Gruppe der „salvage cases" wurden Patienten mit vorderer oder komplexer Instabilität aufgenommen, die mindestens eine erfolglose Kniegelenkoperation hinter sich hatten. Dabei war entweder autogenes Material entnommen worden, oder das vorhandene körpereigene Ersatzgewebe war von so schlechter Qualität, daß es als Kreuzbandtransplantat nicht in Frage kam.

Ausschlußkriterien waren eine anamnestisch bekannte Allergie auf Kunststoffe oder Metalle sowie jugendliches Alter unter 18 Jahren. Alle Patienten, auf die eine der beiden Indikationen zutraf, wurden präoperativ über Chancen und Risiken des Eingriffs sowie über alternative Behandlungsmöglichkeiten aufgeklärt und hatten mindestens 48 h Zeit, in die Operation einzuwilligen.

Die Bewertungskriterien wurden so festgelegt, daß Rupturen des synthetischen Bandes infolge Materialermüdung automatisch als schlechtes Ergebnis gewertet wurden, desgleichen Reeingriffe, die wegen eines anderweitigen Versagens des Kunstbandes und seiner Verankerung (z. B. Klammerlockerung, chronischer Reizzustand) vorgenommen werden mußten. Erforderliche Reeingriffe, die nicht auf ein Versagen des synthetischen Bandes zurückzuführen waren, führten nicht automatisch zu einer Abwertung. Vielmehr wurde in diesen Fällen der Status des Kniegelenks zum Zeitpunkt der Untersuchung anhand der angewendeten Scores ermittelt.

### 3.1.2 Charakterisierung des Kunstbandes

Von allen zu Beginn der Studie verfügbaren synthetischen Bändern erschien uns das von Hoechst gefertigte und von Telos vertriebene Trevira-hochfest-Band am geeignetsten. Diese aus Polyäthylenterephthalat + 0,04 % Titandioxid gewebte Kniebandprothese (Kette 60 Fäden, Schuß 16 Fäden) hat eine Länge von 300 mm, eine Breite von 10 mm und eine Dicke von 1 mm (Abb. 3.1). Ein Webfaden besteht aus 200 Einzelfilamenten mit durchschnittlichem Durchmesser von 23 µm. Das Material entspricht den Empfehlungen XVII, Polyterephthalsäurediolester, des Deutschen Bundesge-

## 3.1 Patienten und Methoden

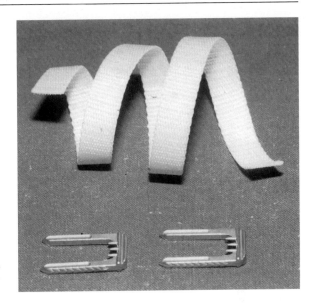

**Abb. 3.1.** Darstellung des verwendeten 10 mm Trevira-Bandes und der Klammern

sundheitsamtes vom 1.1.1980 sowie den Anforderungen nach § 177.1630, Polyethylene phthalate polymers des Code of Federal Regulations, Food and Drug Administration (FDA/USA) vom 1.4.1979.

Die tierexperimentellen (Contzen 1983 a, b; Claes et al. 1991) und mechanischen Untersuchungen hatten eine ausgezeichnete Verträglichkeit und widerstandsfähige Materialeigenschaften nachgewiesen. Die Bruchlast des fabrikneuen Bandes beträgt 3 680 N, die Dehnung bei 500 N 1,84 %. Nach halbjähriger Implantation am Schaf war die Bruchlast nur um 10,4 % auf 3 294 N vermindert, die Dehnung bei 500 N betrug 2,52 % (Contzen 1983 a, b). Die Tests der wechselnden Biegebeanspruchung zeigten nach 1 Mio. Schwingspielen einen Festigkeitsverlust von 4,7 %, nach 10 Mio. Schwingspielen von 9,5 % (Juncker 1987) (Abb. 3.2).

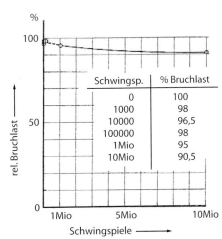

**Abb. 3.2.** Verhältnis von Wechselbiegebelastung und Bruchlast. (Aus Juncker 1987)

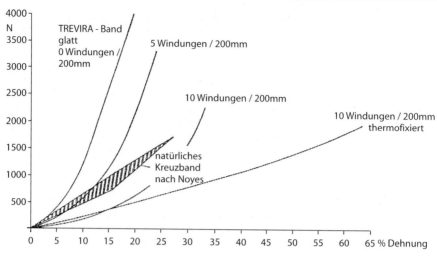

**Abb 3.3.** Zug-Dehnungs-Verhalten des Trevirabandes bei verschiedenen Wendelungen. (Nach Juncker 1987)

Am Kniesimulator trat nach 1,5 Mio. Lastspielen ein Scheuerbruch auf. (Das zum Vergleich getestete Dacron-Band versagte unter den gleichen Bedingungen bei ca. 350.000 Lastspielen), (Witzel u. v. Hasselbach 1987). Das Kraft-Dehnungs-Verhalten kam im physiologisch relevanten Bereich bis etwa 500 N Zugkraft dem des natürlichen Kreuzbandes am nächsten, wenn das Treviraband 5mal gewendelt wurde. Durch diese Wendelung konnte eine Zunahme der Elastizität gegenüber dem glatt eingespannten Band erreicht werden (Juncker 1987; Mewes 1987).

Die zu Beginn der Studie bekannten klinischen Daten zeigten eine gute biologische Verträglichkeit bei problemloser Handhabbarkeit sowie positive Frühergebnisse (Mockwitz u. Contzen 1983; Mockwitz 1985 a, b; Contzen 1985; Schleidt 1987; Wentzensen 1987; Braun-Hellwig 1987; Contzen 1987).

### 3.1.3 Präoperative Diagnostik

Die klinische Erstuntersuchung umfaßte folgende Punkte: Inspektion auf äußere Verletzungszeichen, Kapselschwellung, Muskelatrophie. Palpatorisch wurden Kniegelenküberwärmung, Krepitation und Muskelspannung erfaßt. Die spezielle Kniegelenkuntersuchung ermittelte das Bewegungsausmaß nach der Neutral-Null-Methode. Seitenbänder und Kreuzbänder wurden klinisch auf ihre Stabilität geprüft, wobei für die Kreuzbänder der Lachman-Test, der Schubladentest (Graduierung jeweils nach +, ++ und +++) und das Pivot-shift-Phänomen besonders eingehend geprüft wurden. Zusätzlich wurde die Stabilität mit dem KT-1000-Arthrometer ermittelt. Hinzu kamen die Untersuchungen der Menisken sowie die Prüfung des retropatellaren Gleitlagers. Die Röntgenaufnahmen beinhalteten obligatorisch eine Darstellung des Kniegelenks in 2 Ebenen, eine Knieeinblickaufnahme nach Frik sowie eine Patella-Defilée-Aufnahme zur Darstellung des retropatellaren Gleitlagers. Fakultativ kamen bei Bedarf Beinachsenaufnahmen dazu. Die Röntgenbilder wurden beurteilt nach knöchernen Verletzungszeichen, Fehlbildungen und degenerativen Veränderungen.

Ergab sich der Verdacht auf einen Kniebinnenschaden, so wurde die Indikation zur Arthroskopie gestellt.

### 3.1.4 Operationstechnik

Nach Einleitung der Narkose wurde das Kniegelenk bei nunmehr bestehender Schmerzausschaltung und Muskelrelaxation nochmals auf seine Stabilität hin untersucht und der Befund dokumentiert. Es folgte die Arthroskopie, die zusätzlich zur Bestätigung der Verdachtsdiagnose „Kreuzbandruptur" auch die Darstellung der Rupturlokalisation, des Kreuzbandzustands und damit die Festlegung des weiteren operativen Vorgehens ermöglichte. Zusätzlich wurden Schäden an Menisken, Gelenkknorpel und Synovialschleimhaut arthroskopisch saniert.

Es folgte die Eröffnung des Kniegelenks durch eine laterale parapatellare Arthrotomie oder Miniarthrotomie. Das rupturierte VKB wurde freipräpariert. Bei femoralen oder tibialen Abrissen erfolgte die Reinsertion, indem der Kreuzbandstumpf durch 2 nicht resorbierbare Fäden durchflochten wurde. Bei den chronisch instabilen Kniegelenken wurde der unbrauchbare Kreuzbandstumpf – soweit überhaupt noch vorhanden – reseziert, eine enge Fossa intercondylica im Sinne einer Notch-Plastik erweitert. Anschließend wurden 2 transossäre Bohrkanäle auf die intraartikulären Ansatzstellen des VKB gesetzt, indem zunächst mit einem K-Draht vorgebohrt und nach Erreichen des „isometrischen Punktes" über dem liegenden K-Draht das Bohrloch mit einem 4,5-mm-Hohlbohrer erweitert wurde.

Ab 1988 wurde das Tension Isometer zur Bestimmung der isometrischen Plazierung der Bohrlöcher verwendet. Mit Hilfe eines durch die Bohrkanäle geführten Fadens wurde die Längenänderung zwischen Kreuzbandursprung und -ansatz in verschiedenen Positionen des Kniegelenks bestimmt, wobei zwischen maximaler Streckung und 100° Beugung nicht mehr als 2 mm Auslenkung toleriert wurden (entsprechend der Längenänderung des natürlichen Kreuzbandes). War dies der Fall, wurden die Knochenkanten sorgfältig geglättet bzw. abgerundet. Bei femoralen Kreuzbandabrissen wurde einer der beiden Durchflechtungsfäden durch das Bohrloch, der 2. „over the top" um die laterale Femurkondyle herumgeführt, um das Kreuzband aufgespreizt in den hinteren oberen Anteil der lateralen Fossawand zu reinserieren. Bei

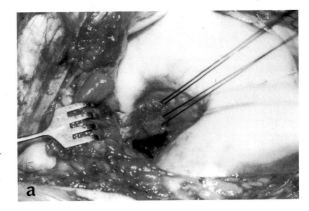

**Abb. 3.4.** Operationsschritte: **a** nach Eröffnung des Kniegelenks Durchflechten des VKB-Stumpfes mit 2 nicht resorbierbaren Fäden (Darstellung am weit offenen Knie zur besseren Veranschaulichung der anatomischen Gegebenheiten).

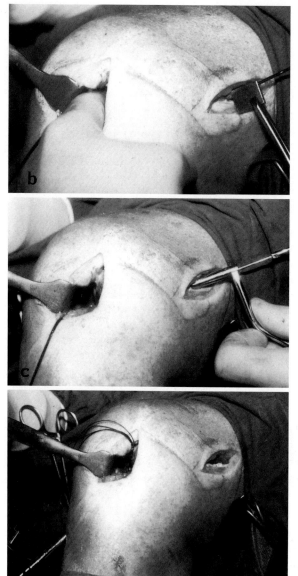

(Abb. 3.4.)
**b** Markierung des femoralen Bohrkanals durch einen K-Draht (diese und die weiteren Darstellungen zeigen eine Miniarthrotomie). **c** nach isometrischer Plazierung des K-Drahts Erweiterung des Bohrlochs auf 4,5 mm mit dem Hohlbohrer. **d** der tibiale Bohrkanal wird in gleicher Weise gesetzt.

tibialen Abrissen wurden beide Fäden durch das Bohrloch gezogen und über einen Knopf am Tibiakopf verknotet. Sodann erfolgte das Einziehen eines 10-mm-Trevirabandes durch beide Bohrlöcher in gewendelter Form. Das Kunstband wurde zunächst femoral mit einer Klammer fixiert. Es folgte die tibiale Fixation, ebenfalls mit einer Klammer, unter 70 N Vorspannung in 20°–30° Beugestellung des Kniegelenks. Zuletzt wurden die beiden Durchflechtungsfäden des körpereigenen Kreuzbandes auf der Außenseite der lateralen Femurkondyle straff miteinander verknotet,

## 3.1 Patienten und Methoden

**(Abb. 3.4.)**
**g** Messung der Isometrie mit dem Tension Isometer. **f** Situs nach Einziehen des Trevira-Bandes als VKB-Plastik. **g** Fixation des Trevira-Bandes mit Klammern.

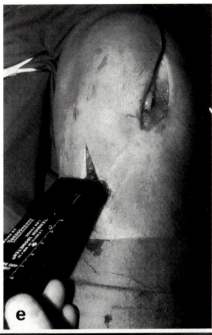

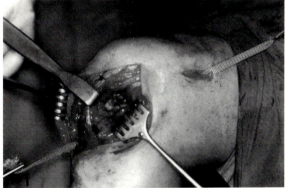

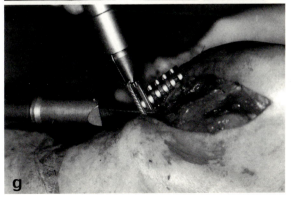

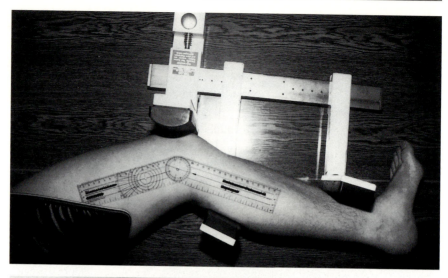

**Abb. 3.9.** Durchführung der radiologischen Stabilitätsmessung auf dem Röntgentisch

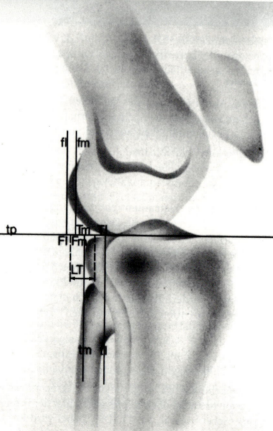

**Abb 3.10.** Schematische Darstellung der röntgenologischen Messung der anterioren Translation. (Aus Pässler u. März 1986), (*fm* dorsale Kante mediale Femurkondyle, *fl* dorsale Kante laterale Femurkondyle, *tm* dorsale Kante mediale Tibiakonsole, *tl* dorsale Kante laterale Tibiakonsole, *tp* Gelenklinie, *Fm* und *Fl* Fußpunkte der Linien fm und fl, *Tm* und *Tl* Fußpunkte der Linien tm und tl, *LT* Abstand der Mittelpunkte zwischen Fm/Fl und Tm/Tl = vordere Translation der Tibia)

scheibe bei gleichzeitiger Fixation der proximalen Tibia von dorsal eine Relativbewegung zwischen Femurkondyle und Tibiakopf ausgelöst und im Vergleich zur Gegenseite röntgenologisch dokumentiert (Abb. 3.9).

Durch Einzeichnen von senkrecht auf der Tibiaplateaulinie stehenden Tangenten durch den dorsalsten Punkt des medialen und lateralen Femurkondylus sowie den dorsalsten Punkt des medialen und lateralen Tibiaplateaus werden Referenzpunkte ermittelt, deren Distanz den Tibiavorschub in Millimetern angibt (Pässler u. März 1986), (Abb. 3.10).

### 3.1.7.5 Testung der muskulären Rehabilitation

Die Muskelkraft wurde durch isokinetische Prüfung ermittelt. Die dabei durchgeführten Tests erfolgten unter standardisierten Bedingungen in sitzender Position für die Oberschenkelmuskulatur der operierten und gesunden Seite auf dem Kin Kom I (Fa. Kaphingst, Abb. 3.11). Nach einer Aufwärmphase von 15 min auf dem Fahrradergometer wurden die Patienten immer vom selben Therapeuten getestet. Beim Test wurden von den Patienten 5 Bewegungszyklen (konzentrisch/konzentrisch) bei einer Geschwindigkeit von 60 Winkelgraden/s absolviert und gemessen. Die Manschette wurde eine Handbreit oberhalb des Sprunggelenks angelegt. Folgende Parameter wurden bestimmt:

- Maximalkraft (höchster Punkt der Drehmomentkurve): Das maximale Drehmoment wird in Newtonmeter bei einer vorher festgelegten Geschwindigkeit angegeben.
- H/Q-Quotient (Hamstring/Quadrizeps) (Verhältnis zwischen Beuge- und Streckmuskulatur): Der Quotient errechnet sich aus dem Verhältnis der Maximalkräfte

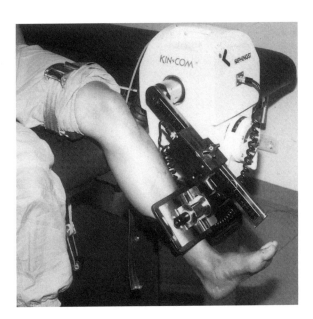

**Abb. 3.11.** Isokinetische Testung auf dem Kin Com I-Gerät

der beiden Muskelgruppen und wird in % angegeben, wobei der M. quadriceps = 100 % gesetzt wird. Er liegt je nach Literaturangabe zwischen 60 und 70 %) (Eggli 1986, 1987).
- Prozentuale Seitendifferenz (Seitendifferenz der Maximalkräfte der Beuger und Strecker der operierten Seite im Vergleich zur gesunden Seite. Angabe ebenfalls in Prozent).

### 3.1.7.6 Röntgenologische Bestimmung des Arthrosegrades

Die Röntgenaufnahmen der 77 nachuntersuchten Patienten wurden hinsichtlich der Arthroseentwicklung von 2 nicht an den Operationen beteiligten Untersuchern, einem Unfallchirurgen und einem Radiologen, beurteilt. Dazu wurden die präoperativen Röntgenaufnahmen mit den Aufnahmen der Abschlußuntersuchung verglichen und hinsichtlich ihres Arthrosegrades ausgewertet. Zugrundegelegt wurde die Einteilung nach Holz, in der neben dem Stadium 0 (keine Arthrose) 4 Schweregrade beschrieben werden (Holz et al. 1985):

- Schweregrad I: Leichte marginale Osteophytenbildung, leichte Entrundung der Gelenkränder und feine Ausziehung der Eminentia intercondylica.
- Schweregrad II: Randwulstbildung bis zu einem Breitendurchmesser von 5 mm. Entrundung der Gelenkflächen, spitze Ausziehung der Eminentia intercondylica.
- Schweregrad III: Randwulstbildungen mit einem Breitendurchmesser von mehr als 5 mm, wobei der Gelenkspalt noch nicht verschmälert ist.
- Schweregrad IV: Gelenkspaltverschmälerung unabhängig von der Größe der Randwulstbildung, mächtige Konsolenbildung, subchondrale Sklerose (Holz et al. 1985).

Neben dieser differenzierten, speziell röntgenologischen Klassifikation enthält auch der IKDC-Knieevaluationsbogen eine röntgenologische Beurteilung, die den medialen, lateralen und femoropatellaren Gelenkspalt hinsichtlich seiner Verschmälerung einteilt, wobei das Ergebnis „abnormal" bei einer Gelenkspaltverschmälerung unter 50 % und das Ergebnis „stark abnormal" bei einer Gelenkspaltverschmälerung über 50 % festgelegt wird.

### 3.1.7.7 Weitere Untersuchungen

In Einzelfällen wurden zusätzlich zu den bisher beschriebenen Nachuntersuchungstechniken Rearthroskopien, Kernspintomographien, Arthrographien, Sonographien und Kniegelenkpunktionen durchgeführt. Bei nachgewiesener Bandruptur wurde das Band explantiert und histologisch sowie elektronenmikroskopisch aufgearbeitet (Kock et al. 1991 a, b). Bei diesen Untersuchungen wurden die entfernten Kunstbänder zur histologischen Aufarbeitung nach der Entnahme in 40 %igem Alkohol eingelegt. Nach Röntgendarstellung der Bänder erfolgte die Entwässerung über eine aufsteigende Alkoholreihe und nach Entnahme analoger Proben für die Rasterelektronenmikroskopie die Einbettung der Gewebe in Metylmetacrylat (Schenk 1965). Für die lichtmikroskopische Untersuchung wurden 8-µm- Serienschnitte an einem K-Mikrotom (Fa. Jung, Heidelberg) angefertigt und nach Masson-Goldner gefärbt.

Die Auswertung erfolgte mit einem ZEISS-Fotomikroskop III. Die Präparate für die Rasterelektronenmikroskopie wurden nach der Critical-point-Trocknung mit Gold beschichtet und an einem Cambridge-109 S-Rasterelektronenmikroskop des Anatomischen Instituts der GHS-Essen ausgewertet.

### 3.1.8 Datenerfassung und -verarbeitung, statistische Auswertung

Alle Untersuchungsdaten und klinischen Ergebnisse wurden PC-gestützt dokumentiert (Excel 4.0, Microsoft). Die statistischen Berechnungen wurden mit Hilfe der SAS- und des SPSS-Programme durchgeführt. Die Auswertung und Darstellung der Resultate erfolgte unter Errechnung der Mittelwerte mit Angabe der Standardabweichung (S D) oder des Standardfehlers des Mittelwertes (S E M). Der Einfluß der unterschiedlichen Therapieformen auf die klinische Ausprägung der erfaßten Symptome und Meßgrößen wurde durch univariate und multivariate Testverfahren überprüft. Die statistische Analyse erfolgte mit Hilfe des t-Tests für unverbundene Stichproben und nach dem Rangsummentest von Wilcoxon bzw. Mann und Whitney. Für den verteilungsunabhängigen Vergleich mehrerer verbundener Stichproben kam die Rangvarianzanalyse von Friedman sowie der „Wilcoxon-matched-pairs-signed-rank-Test" zur Anwendung. Die aktualisierten Lebenszeitkurven wurden mit Hilfe der Life Table Methode errechnet (Cutler u. Ederer 1958). Die Ermittlung der Korrelation wurde nach Pearson bzw. bei Rangkorrelationen nach Spearman vorgenommen (nach Sachs 1992).

Als generelles Niveau der Irrtumswahrscheinlichkeit für Signifikanz wurde $2\alpha = 0{,}05$ festgelegt. Bei multiplen Vergleichen wurde diese Schwelle mit $2\alpha' = 2\alpha/h$ (nach Bonferroni) adjustiert, wobei h die Anzahl der Einzelvergleiche darstellte.

## 3.2 Ergebnisse

### 3.2.1 Patientenerfassung des Gesamtkollektivs

Zur letzten Nachuntersuchung konnten vom Gesamtkollektiv 77 der 85 Patienten erfaßt werden, d.h. von 87 operierten Kniegelenken wurden 77 nachuntersucht. 2 Patienten beantworteten einen ausführlichen Fragebogen (VAS). Somit beträgt die Gesamterfassungsrate 90,8 %; 4 Patienten waren verstorben, 2 waren ins Ausland verzogen und nicht zu erreichen. Bei einem Patienten war in einer anderen Klinik eine Kniegelenkversteifung vorgenommen worden (zu diesem Zeitpunkt war das Trevira-Band intakt); eine Patientin verweigerte die Mitarbeit. Der Nachuntersuchungszeitraum betrug 12–79 (im Mittel 44,5, SD 19,9) Monate. Bei der Beurteilung der Nachuntersuchungsergebnisse ist anzumerken, daß ein Teil der Patienten aufgrund der Folgen der Mehrfachverletzungen (Zustand nach Frakturen an den unteren Extremitäten oder am Becken, Zustand nach Schädel-Hirn-Trauma) bestimmte Anforderungen nicht erfüllen konnte und somit bei den Funktionstests der einzelnen Nachuntersuchungs-Scores schlecht abschnitt, unabhängig von der eigentlichen Kniegelenkfunktion.

## 3.2.2 Ergebnisse bei chronischen Komplexinstabilitäten (salvage procedures)

### 3.2.2.1 Patientenerfassung

Von den 31 operierten Patienten konnten 27 mit einer mittleren Beobachtungszeit von 52,6 (SD 18,8) Monaten (Zeitspanne 20 – 79 Monate) nachuntersucht werden; 1 Patient wurde mittels Fragebogen erfaßt. Es handelte sich um 20 Männer und 8 Frauen mit einem Durchschnittsalter von 32,5 (SD 11,8) Jahren.

### 3.2.2.2 Anamnestische Daten und Diagnosestellung

Alle 31 Patienten mit chronischer vorderer Kreuzbandinsuffizienz klagten bei der Erstvorstellung über eine symptomatische Instabilität mit „giving-way"; 12 Patienten waren einmal voroperiert, 12 Patienten 2mal, 3 Patienten 3mal, 3 Patienten 5mal und 1 Patient 6mal (jeweils ohne diagnostische Arthroskopien), so daß im Mittel 2,13 (SD 1,38) Voroperationen an dem betroffenen Knie durchgeführt worden waren. Zum Zeitpunkt der Erstuntersuchung bestand bei 4 Patienten nach einem „Giving-way-Ereignis" ein Hämarthros, bei 3 weiteren Patienten ein seröser Erguß. Das Lachman-Zeichen war in 21 Fällen ++, in 10 Fällen +++. Ein positives Pivot-shift-Phänomen ließ sich bei 18 Patienten nachweisen. Klinisch bestanden bei 12 Kniegelenken Zeichen einer zusätzlichen Innenbandlockerung, bei 6 eine Außenbandlockerung. Die Diagnose der VKB-Ruptur wurde präoperativ bei 27 der 31 Patienten durch die klinische Untersuchung korrekt gestellt.

### 3.2.2.3 Intraoperativer Befund

Arthroskopisch bzw. intraoperativ war bei 13 Patienten kein VKB mehr nachweisbar. Aufgrund der noch auffindbaren Kreuzbandstümpfe hatte bei 13 Patienten eine femorale Bandruptur bestanden, bei 3 Patienten eine tibiale und bei 2 Patienten eine intraligamentäre; 14 Patienten wiesen eine chronische Synovialitis auf, 12 Patienten eine Chondropathie II. und III. Grades. Weitere Begleitschäden waren: Innenbandruptur n =6, HKB-Ruptur n = 4, Innenmeniskusläsion n = 4, Außenmeniskusläsion n = 2 und Außenbandruptur n = 1.

### 3.2.2.4 Operative Maßnahmen

Insgesamt mußten bei 21 Kniegelenken neben der VKB-Plastik 27 weitere operative Maßnahmen am Kniegelenk durchgeführt werden (Tabelle 3.2).

Tabelle 3.2. Operative Maßnahmen bei 31 chronisch instabilen Gelenken

| | n |
|---|---|
| VKB-Prothese | 31 |
| + | |
| Knorpelglättung | 9 |
| Innenbandnaht | 6 |
| HKB-Plastik/-Reinsertion | 4 |
| Innenmeniskusresektion | 4 |
| Außenmeniskusresektion | 2 |
| Außenbandnaht | 1 |
| Tibiakopfosteotomie | 1 |

## 3.2 Ergebnisse

Bei 2 Patienten wurden alte aufgelöste Kohlefaserbänder entfernt, wobei in einem Fall die Kniegelenksynovia schwarz gefärbt war.

Bei 10 Patienten war die VKB-Ersatzplastik als alleinige operative Maßnahme ausreichend.

### 3.2.2.5 Scores

Der Lysholm-Score betrug aufgrund der schweren Schädigung des Kniegelenks präoperativ im Mittel 59,8 (SEM 3,0). Die Operation erbrachte eine signifikante Verbesserung auf 75,4 (SEM 3,6) 1 Jahr postoperativ. Von da an fiel der Score kontinuierlich, so

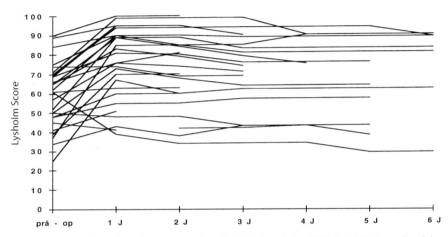

**Abb. 3.12.** Einzeldarstellung der postoperativen Verläufe chronischer VKB- Instabilitäten anhand des Lysholm-Scores

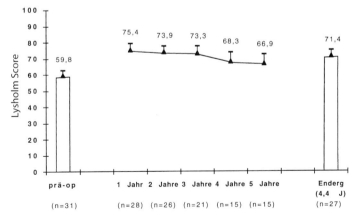

**Abb. 3.13.** Verlauf und Endergebnis des Lysholm-Scores bei 31 „salvage-procedures" (Darstellung des Ausgangsbefundes, des Fünfjahresverlaufs sowie der Abschlußuntersuchung nach durchschnittlich 4,4 Jahren mit SEM)

| Patient | Alter [Jahre] | Lysholm-Score | OAK | IKDC | VAS |
|---|---|---|---|---|---|
| B.R. | 40 | 63 | 73 | C | 47 |
| B.M. | 25 | 71 | 72 | C | 53,8 |
| B.M. | 42 | 45 | 54 | D | 21,2 |
| D.M. | 24 | 89 | 89 | B | 87,2 |
| D.J. | 28 | 95 | 96 | B | 96,4 |
| F.J. | 24 | 70 | 68 | D | 76 |
| F.M. | 20 | 43 | 32 | D | 46,8 |
| G.H. | 47 | 43 | 52 | D | 35,7 |
| G.D. | 24 | 89 | 90 | B | 88,2 |
| H.M. | 26 | 100 | 98 | B | 88,9 |
| H.S. | 37 | 76 | 83 | C | 53,7 |
| H.T. | 27 | 69 | 68 | C | 61,9 |
| K.H. | 54 | 29 | 47 | D | 23,6 |
| L.C. | 24 | 85 | 89 | B | 84,2 |
| L.S. | 16 | 94 | 92 | B | 86,1 |
| L.B. | 42 | 62 | 52 | D | 50,4 |
| M.D. | 25 | 58 | 51 | D | 44,6 |
| M.J. | 20 | 90 | 92 | B | 88,5 |
| N.R. | 23 | 83 | 87 | D | 71 |
| N.M. | 55 | 57 | 60 | D | 63,2 |
| O.H. | 58 | 81 | 86 | B | 76 |
| R.C. | 33 | 64 | 55 | D | 44,6 |
| S.J. | 52 | 38 | 47 | D | 37,1 |
| S.R. | 35 | 74 | 72 | B | 77 |
| S.W. | 34 | 90 | 86 | B | 74,2 |
| V.W. | 25 | | | | 85,4 |
| W.B. | 31 | 94 | 96 | B | 91,1 |
| W.K. | 18 | 75 | 73 | C | 70 |
| Anzahl | 28 | 27 | 27 | 27 | 28 |
| Mittelwert | 32,5 | 71,4 | 72,6 | | 65,1 |

**Tabelle 3.3.** Einzelergebnisse der chronischen VKB-Instabilitäten in verschiedenen Scores zur Abschlußuntersuchung nach 4,4 Jahren (*OAK* Orthopädische Arbeitsgemeinschaft Knie der Schweizerischen Gesellschaft für Orthopädie, *IKDC* Interntional Knee Documentation Committee, VAS = Visual Analog Scale)

daß nach 5 Jahren nur noch 66,9 (SEM 5,6) ermittelt wurden. Zur Abschlußuntersuchung aller 27 Patienten nach durchschnittlich 4,4 Jahren betrug der Lysholm-Score 71,4 (SEM 3,8), womit sich eine signifikante Verschlechterung gegenüber dem Einjahresergebnis und eine signifikante Verbesserung gegenüber dem präoperativen Befund ergab (Ab. 3.12 und 3.13).

Das Ergebnis des Lysholm-Scores weist eine enge Korrelation zu den übrigen Bewertungsschemata auf (Tabelle 3.3).

Die Klassifizierung der Ergebnisse zeigte im Lysholm-Score zu 33,3 % sehr gut und gut, im OAK-Score zu 44,4 %, im IKDC-Schlüssel zu 40,7 % und bei der VAS zu 32,1 % (Tabelle 3.4).

| Ergebnis | Lysholm (n=27) | OAK (n=27) | IKDC (n=27) | VAS (n=28) |
|---|---|---|---|---|
| Sehr gut | 2 | 5 | 0 | 2 |
| Gut | 7 | 7 | 11 | 7 |
| Mäßig | 9 | 4 | 5 | 6 |
| Schlecht | 9 | 11 | 11 | 13 |

**Tabelle 3.4.** Klassifikation der Ergebnisse in den einzelnen Scores (Abkürzungen s. Tabelle 3.3)

## 3.2 Ergebnisse

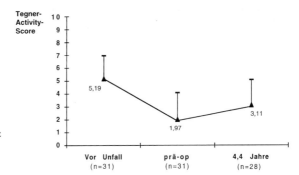

**Abb. 3.14.** Aktivitätsniveau bei chronischer VKB-Insuffizienz (Darstellung anhand der Tegner-Activity-Scale mit Angabe der Standardabweichung)

### 3.2.2.6 Aktivitätsniveau

Der Aktivitätsgrad anhand der „Tegner-Activity-Skala" wurde für den Zeitraum vor dem Unfall retrospektiv anamnestisch ermittelt. Er betrug 5,19 (SD 1,77). Durch die symptomatische chronische Kreuzbandinsuffizienz war er präoperativ auf 1,97 (SD 2,07) abgesunken. Hier brachte die Operation eine signifikante Verbesserung, so daß nach 4,4 Jahren das Aktivitätsniveau bei 3,11 (SD 1,93) lag (Abb. 3.14).

### 3.2.2.7 Stabilität

Die Messung der Laxität mit dem KT 1000 zeigte präoperativ im Vergleich zur Gegenseite eine Differenz von 7,55 (SEM 0,61) mm. Durch die Operation wurde der Tibiavorschub beseitigt, so daß direkt postoperativ kein Unterschied zwischen beiden Kniegelenken bestand. Nach 1 Jahr hatte sich eine leichtgradige Laxitätsdifferenz von 1,29 (SEM 0,46) mm, nach 2 Jahren von 2,08 (SEM 0,49) mm ausgebildet. Während der Anstieg des 1. und 2. Jahres signifikant war, zeigte sich nach dem 2. Jahr keine signifikante Zunahme der Laxität mehr, so daß nach 4 Jahren eine Seitendifferenz von 2,26 (SEM 0,55) mm gemessen wurde. Zur Abschlußuntersuchung wiesen 17 Patienten eine Seitendifferenz von -2 mm bis 2 mm, 7 Patienten von 3–5 mm und 3 Patienten von > 5 mm auf (Abb. 3.15 u. 3.16).

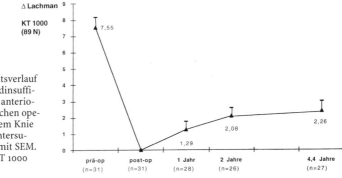

**Abb. 3.15.** Stabilitätsverlauf bei chronischer Bandinsuffizienz (Differenz der anterioren Translation zwischen operiertem und gesundem Knie zu verschiedenen Untersuchungszeitpunkten mit SEM. Messung mit dem KT 1000 bei 89 N)

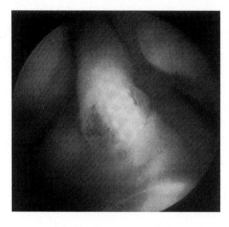

**Abb. 3.16.** Intaktes Trevira-Band unter arthroskopischer Sicht (der synoviale Überzug wurde ventral mit dem Tasthaken gespalten. Man erkennt die gewebte Struktur des Kunstbandes, die von einem reizlosen lockeren synovialen Hüllgewebe umgeben ist)

#### 3.2.2.8 Komplikationen

Wundheilungsstörungen und Infektionen wurden nicht beobachtet. Bei einem Patienten entwickelte sich eine postoperative Beinvenenthrombose, die nach entsprechender Therapie weitgehend rekanalisierte; 10 Patienten klagten über Beschwerden im Bereich der tibialen Fixationsklammer, v. a. beim Hinknien. Bei 6 Patienten entwickelte oder verstärkte sich im Nachbeobachtungszeitraum die Symptomatik einer Chondropathia patellae, 5 Patienten klagten über ein Taubheitsgefühl im Bereich der Narbe; 4 Patienten entwickelten eine Arthrofibrose mit entsprechender Bewegungseinschränkung, so daß in 3 Fällen eine arthroskopische bzw. offene Revision erforderlich wurde. Die 4. Patientin wünschte keinen weiteren Eingriff. Bei 2 Patienten kam es zu einem chronischen Reizknie mit permanenter Kapselweichteilschwellung, ständiger Reizergußbildung und Überwärmung. Einer dieser beiden Patienten, bei dem das VKB und das HKB durch ein Kunststoffband ersetzt und offensichtlich nicht isometrisch geführt worden waren, unterzog sich einer erneuten Operation. Dabei wurde die Bandführung korrigiert, das chronische Reizknie bildete sich weitgehend zurück. Ein Patient zog sich eine supracondyläre Fraktur im Bereich der dort eingebrachten Fixationsklammern zu (s. Abb. 4.6). Hier wurde erfolgreich eine Osteosynthese unter Belassung der Kunstbänder vorgenommen. Bei einem weiteren Patienten kam es anläßlich eines Sturzes zu einem Ausriß der femoralen Klammer; 4 Patienten, bei

**Tabelle 3.5.** Komplikationen chronischer VKB-Insuffizienzen (n = 31)

| | n |
|---|---|
| Lokaler Druckschmerz über der tibialen Klammer | 10 |
| Chondropathia patellae | 6 |
| Ruptur Trevira-Band | 5 |
| Taubheitsgefühl im Narbenbereich | 5 |
| Arthrofibrose | 4 |
| Rezidivierende seitliche Instabilität | 4 |
| Chronisches Reizknie | 2 |
| Suprakondyläre Fraktur (klammerbedingt) | 1 |
| Klammerausriß | 1 |
| Postoperative Thrombose | 1 |

## 3.2 Ergebnisse

denen zusätzlich zur Plastik des VKB eine Innenbandnaht oder -rekonstruktion mit Trevira-Band vorgenommen worden war, entwickelten im Verlauf eine erneute mediale bzw. anteromediale Instabilität (Tabelle 3.5).

Im Verlauf des Nachbeobachtungszeitraums wurden 2 Meniskektomien, 2 Innenbandplastiken und 3 Knorpelglättungen durchgeführt.

### 3.2.3 Ergebnisse der akut versorgten Kreuzbandrupturen (Nahtprotektion)

#### 3.2.3.1 Patientenerfassung

Von der Gruppe der 56 frisch rupturierten Kreuzbänder konnten 50 Kniegelenke von 48 Patienten mit einer mittleren Beobachtungszeit von 40,2 (SD 19,2, 12–76) Monaten nachuntersucht werden. Zusätzlich beantwortete 1 Patient den VAS-Fragebogen. Die 30 Männer und 19 Frauen hatten ein Durchschnittsalter von 38,2 (SD 14,3) Jahren. Da in diesem Kollektiv auch polytraumatisierte Patienten mit Kreuzbandruptur enthalten sind, deren „Kniegelenksbeurteilung" aufgrund der Zusatzverletzungen nicht gut möglich war, wurde eine Untergruppe aus Patienten mit isolierten Kniegelenkverletzungen gebildet. Diese Gruppe umfaßte 44 Patienten (24 Männer, 20 Frauen, Durchschnittsalter 36,7, SD 40,4) Jahre, von denen 41 nach 36,8 (SD 19,5, 12–76) Monaten nachuntersucht wurden.

#### 3.2.3.2 Anamnestische Daten und Diagnosestellung

In 34 Fällen bestand bei der Erstuntersuchung ein Hämarthros, in 3 Fällen ein seröser Erguß. Der präoperative Lachman-Test in Narkose war bei 16 Untersuchten +++, bei 29 ++, bei 10 + und bei 1 Patienten negativ; 12mal fand sich ein Pivot-shift-Phänomen. Die Diagnose einer VKB-Ruptur wurde bei 44 der 56 verletzten Kniegelenke vor der stationären Aufnahme richtig gestellt. Bei 10 weiteren Patienten konnte die präoperative Narkoseuntersuchung die korrekte Diagnose sichern, so daß nur in 2 Fällen die Kreuzbandruptur erst durch die Arthroskopie festgestellt wurde.

#### 3.2.3.3 Intraoperativer Befund

Das VKB war 44mal femoral, 8mal intraligamentär nahe dem femoralen Ansatz und 4mal tibial rupturiert. Neben der VKB-Ruptur wurden arthroskopisch bzw. intraoperativ folgende Zusatzverletzungen nachgewiesen: Innenbandverletzung n = 22, Innenmeniskusruptur n = 13, Ruptur der dorsomedialen Kapselschale n = 13, Außenmeniskusruptur n = 9, frische Knorpelläsionen n = 8, HKB-Ruptur n = 6, Außenbandverletzung n = 6, und Tibiakopffraktur n = 1. Diese intraartikulären Zusatzverletzungen betrafen 37 Patienten, d.h. nur in 19 Fällen lag eine isolierte VKB-Ruptur vor. Bei 3 Patienten war beim selben Unfall die Gegenseite mitverletzt worden.

#### 3.2.3.4 Operative Maßnahmen

Entsprechend der Komplexität der Unfallmuster wurde neben der Nahtprotektion der VKB-Ruptur eine Großzahl weiterer operativer Maßnahmen notwendig (Tabelle 3.6):

**Tabelle 3.6.** Operative Maßnahmen bei 56 frischen VKB-Rupturen

|  | n |
|---|---|
| VKB-Naht + Trevirabandprotektion + | 56 |
| Innenbandnaht/-reinsertion | 15 |
| Knorpelglättung | 8 |
| Innenmeniskusresektion | 7 |
| HKB-Naht/-reinsertion | 6 |
| Außenbandnaht/-reinsertion | 6 |
| Innenmeniskusnaht | 6 |
| Außenmeniskusresektion | 5 |
| Außenmeniskusnaht | 4 |
| Laterale Retinaculumspaltung | 2 |
| Osteosynthese Tibiakopffraktur | 2 |
| Operative Maßnahmen am anderen Knie | 3 |

### 3.2.3.5 Scores

Da der Unfall bei allen Patienten nicht länger als 2 Monate zurücklag, konnte der Lysholm-Score für den prätraumatischen Zustand mit hinreichender Genauigkeit erfragt werden. Er lag bei völliger Beschwerdefreiheit nahezu aller Patienten mit 98,7 (SD 4,1) nahe dem Idealwert von 100. Durch die Verletzung war er sehr stark abgefallen und betrug präoperativ nur 22,3 (SD 20,8). Die Abschlußuntersuchung nach 40,2 Monaten ergab einen mittleren Lysholm-Score von 87,1 (SD 12,5). Für das Kollektiv der isolierten Kniegelenkverletzungen betrug der prätraumatische Lysholm-Score 99,9 (SD 0,4), präoperativ 28 (SD 19,9) und nach 3,1 Jahren 90,3 (SD 9,6) (Abb. 3.17 und 3.18).

Das postoperativ erzielte Ergebnis zeigte im Laufe der Nachuntersuchung keine wesentlichen Änderungen, so daß das durch den Eingriff erzielte Resultat sich offensichtlich über die Jahre hält. Dies gilt sowohl für alle frisch rupturierten Kreuzbänder als auch für die Gruppe der isolierten Kniegelenkverletzungen (Abb. 3.19 u. 3.20).

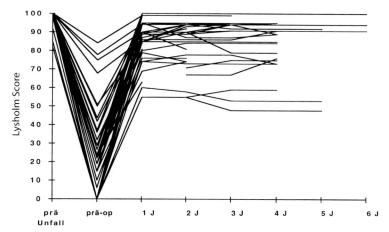

**Abb. 3.17.** Einzeldarstellung der Verläufe frischer VKB-Rupturen (n=50)

## 3.2 Ergebnisse

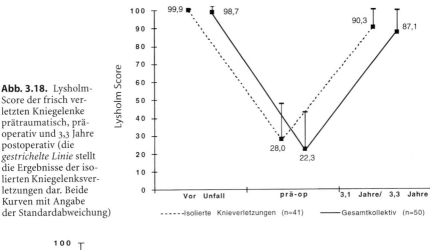

**Abb. 3.18.** Lysholm-Score der frisch verletzten Kniegelenke prätraumatisch, präoperativ und 3,3 Jahre postoperativ (die *gestrichelte Linie* stellt die Ergebnisse der isolierten Kniegelenksverletzungen dar. Beide Kurven mit Angabe der Standardabweichung)

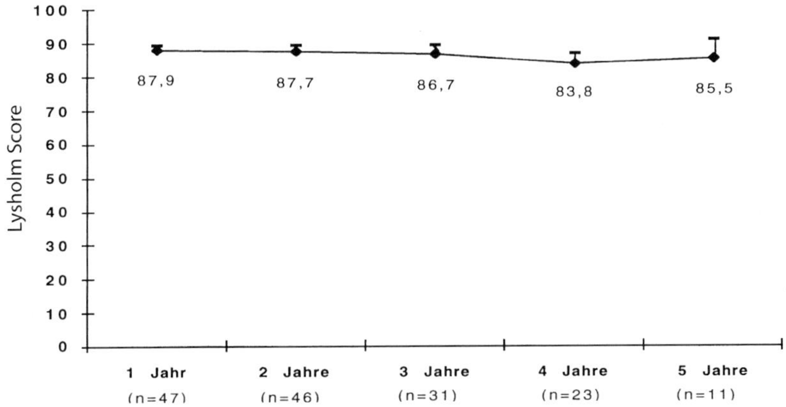

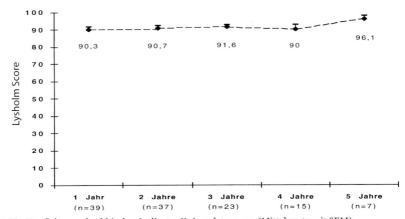

**Abb. 3.19.** Fünfjahresverlauf der Ergebnisse anhand des Lysholm-Scores für alle „Nahtprotektionen" (Mittelwerte mit SEM)

**Abb. 3.20.** Fünfjahresverlauf frischer isolierter Knieverletzungen (Mittelwerte mit SEM)

Der Vergleich der verschiedenen Scores zeigt sowohl für die Gesamtgruppe der durch Nahtprotektion stabilisierten Kniegelenke als auch für die isolierten Knieverletzungen eine weitgehende Übereinstimmung (Tabelle 3.7 u. 3.8).

**Tabelle 3.7.** Einzelergebnisse aller „Nahtprotektionen" in den verschiedenen Scores (Abkürzungen s. Tabelle 3.3)

| Patient | Alter [Jahre] | Lysholm | OAk | IKDC | VAS |
|---|---|---|---|---|---|
| A.G. | 41 | 99 | 92 | B | 99,2 |
| B.J. | 24 | 95 | 98 | A | 92,5 |
| B.J. | 53 | 74 | 82 | B | 65,7 |
| C.F. | 57 | 73 | 71 | C | 61 |
| D.K. | 54 | 59 | 58 | D | 39,6 |
| E.M. | 45 | 63 | 67 | D | 45,7 |
| E.M. | 21 | 76 | 76 | C | 60,8 |
| E.H. | 45 | 95 | 93 | B | 92,6 |
| E.W. | 51 | 73 | 83 | B | 68,9 |
| E.A. | 27 | 99 | 98 | B | 92,1 |
| F.A. | 28 | 76 | 76 | C | 41,8 |
| F.M. | 25 | 94 | 91 | B | 87,8 |
| G.A. | 54 | 91 | 82 | C | 73,7 |
| G.P. | 47 | 100 | 96 | B | 99,6 |
| G.K. | 26 | 85 | 94 | C | 76,8 |
| H-F.A. | 45 | 94 | 96 | B | 95 |
| H.K. | 26 | 75 | 49 | D | 61,1 |
| H.K. | 55 | 99 | 92 | B | 95,5 |
| J.U. | 63 | 91 | 82 | C | 86 |
| J.O. | 72 | 94 | 96 | B | 87,2 |
| J.M. | 49 | 79 | 71 | D | 52,1 |
| K.I. | 57 | 81 | 79 | C | 65 |
| K.R. | 42 | 94 | 90 | B | 94,8 |
| K.O. | 22 | 81 | 84 | B | 83,6 |
| K.F. | 29 | | | | 96,7 |
| L.H. | 20 | 100 | 98 | A | 97,8 |
| M.U. | 25 | 94 | 98 | B | 94,8 |
| M.U. | 23 | 100 | 100 | A | 100 |
| M.A. | 52 | 99 | 96 | B | 93,7 |
| M.D. | 21 | 91 | 89 | B | 91,1 |
| N.I. | 60 | 92 | 93 | B | 86 |
| P.S. | 25 | 86 | 88 | B | 89,3 |
| P.J. | 36 | 95 | 88 | B | 91,6 |
| R.H. | 27 | 95 | 96 | B | 98,2 |
| R.G. | 46 | 94 | 84 | B | 86,9 |
| S.V. | 24 | 94 | 86 | B | 87,5 |
| S.D. | 50 | 53 | 63 | D | 50 |
| S.D. | 50 | 48 | 60 | D | 41,8 |
| S.E.A. | 40 | 95 | 94 | B | 94,6 |
| S.E. | 49 | 74 | 75 | D | 60,7 |
| S.A. | 37 | 84 | 89 | B | 77,1 |
| S.H. | 43 | 89 | 88 | B | 90,4 |
| S.E. | 35 | 94 | 92 | B | 90 |
| S.W. | 33 | 89 | 89 | B | 73,3 |
| V.M. | 20 | 85 | 85 | B | 72,6 |
| V.J. | 20 | 95 | 92 | B | 90,5 |
| W.S. | 19 | 95 | 98 | A | 90 |
| W.C. | 22 | 100 | 95 | A | 97,1 |
| W.M. | 17 | 94 | 92 | B | 81,8 |
| W.J. | 44 | 99 | 96 | B | 94,3 |
| W.G. | 52 | 92 | 86 | B | 87,8 |
| Anzahl | 51 | 50 | 50 | 50 | 51 |
| Mittelwert | 38,2 | 87,3 | 86,1 | | 80,9 |

## 3.2 Ergebnisse

**Tabelle 3.8.** Vergleich der Ergebnisse anhand verschiedener Scores (Abkürzungen s. Tabelle 3.3)

a) Gesamtkollektiv der durch Nahtprotektion stabilisierten Kniegelenke (einschließlich Polytraumen und weitere Frakturen)

| Ergebnis | Lysholm (n = 50) | | OAK (n = 50) | | IKDC (n = 50) | | VAS (n = 51) | |
|---|---|---|---|---|---|---|---|---|
| Sehr gut | 16 | } 72 % | 23 | } 78 % | 5 | } 72 % | 23 | } 65 % |
| Gut | 20 | | 16 | | 31 | | 10 | |
| Mäßig | 10 | } 28 % | 6 | } 22 % | 7 | } 28 % | 5 | } 35 % |
| Schlecht | 4 | | 5 | | 7 | | 13 | |

b) Durch Nahtprotektion stabilisierte isolierte Kniegelenkverletzungen

| Ergebnis | Lysholm (n = 41) | | OAK (n = 41) | | IKDC (n = 41) | | VAS (n = 42) | |
|---|---|---|---|---|---|---|---|---|
| Sehr gut | 16 | } 83 % | 22 | } 85 % | 5 | } 80 % | 23 | } 76 % |
| Gut | 18 | | 13 | | 28 | | 9 | |
| Mäßig | 5 | } 17 % | 4 | } 15 % | 5 | } 20 % | 4 | } 24 % |
| Schlecht | 2 | | 2 | | 3 | | 6 | |

### 3.2.3.6 Aktivitätsniveau

Der Aktivitätsgrad aller frisch rupturierten VKB betrug auf der „Tegner-Activity-Skala" prätraumatisch 5,44 (SD 2,0). Da zwischen Unfall und Operation nicht mehr als 8 Wochen vergingen, waren die präoperativen Werte bei den Frischverletzten sehr niedrig mit 0,27 (SD 0,78). Zum Zeitpunkt der Abschlußuntersuchung betrug der Aktivitätsgrad 4,63 (SD 2,71). Für die isolierten Kniegelenkverletzungen betrugen die jeweiligen Werte prätraumatisch 6,02 (SD 1,64), präoperativ 0,34 (SD 0,86) und nach 3,1 Jahren 5,29 (SD 1,80). Somit ergibt sich ein kniebedingter Aktivitätsabfall von der Zeit vor dem Unfall bis zur letzten Untersuchung nach 3 Jahren von 14,9 bzw. 12,1 % (Abb. 3.21).

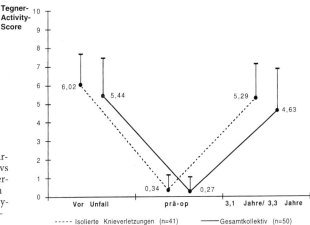

**Abb. 3.21.** Aktivitätsgrad frischer VKB-Rupturen (Darstellung des Gesamtkollektivs und der Patienten mit isolierten Kniegelenkverletzungen anhand der „Tegner-Activity-Scale" mit Angabe der Standardabweichung)

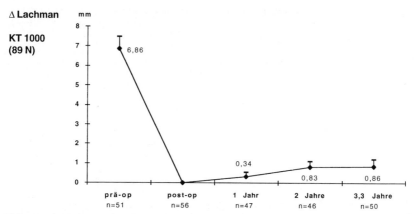

**Abb. 3.22.** Stabilitätsverlauf frisch rupturierter VKB vor und nach Reinsertion und Nahtprotektion mit Trevira-Band (Differenz der ventralen Verschieblichkeit zwischen operiertem und gesundem Knie mit Standardfehler des Mittelwertes; Messung mit dem KT 1000 bei 89 N)

#### 3.2.3.7 Stabilität

Die Messung mit dem KT 1000 (bei 89 N) zeigte über die Jahre einen minimalen Anstieg der Laxität. Präoperativ betrug die Differenz der vorderen Translation beider Kniegelenke 6,86 (SEM 0,61) mm. Diese wurde durch die Operation beseitigt. Nach 1 Jahr fand sich eine Seitendifferenz von 0,34 (SEM 0,19) mm, nach 2 Jahren von 0,83 (SEM 0,27) mm. Zur Abschlußuntersuchung nach durchschnittlich 40,2 Monaten betrug die Seitendifferenz 0,86 (SEM 0,34) mm. Auch in diesem Kollektiv war der Anstieg der postoperativen Laxität in den ersten beiden Jahren signifikant, danach nicht mehr. Bei der letzten Nachuntersuchung hatten 41 Patienten keine nennenswerte Seitendifferenz (-2 bis 2 mm), 7 Patienten wiesen eine geringe Laxität von 3–5 mm im Vergleich zur Gegenseite auf und 2 Patienten über 5 mm (Abb. 3.22).

#### 3.2.3.8 Komplikationen

Neben 5 Rupturen, auf die später eingegangen wird, wurden folgende weitere Komplikationen beobachtet: 18 Patienten klagten über Druckschmerzen im Bereich der tibialen Klammer, zusätzlich zeigten 2 Klammern röntgenologisch eine Fehlplazierung (nur 1 Stift im Knochen); 2 Klammern hatten sich gelockert. In 8 Fällen entwickelte sich eine Arthrofibrose, die eine erneute Arthroskopie zur Lösung der Verwachsungen erforderlich machte. Von diesen 8 Patienten waren 7 innerhalb der ersten 2 Wochen nach dem Unfall operiert worden. Alle Trevira-Bänder waren zum Zeitpunkt der Revisionsoperation (durchschnittlich 9 Monate nach der Erstoperation) intakt; 8 Patienten klagten über ein Taubheitsgefühl präpatellar bzw. vor dem Tibiakopf als Folge einer Hautnervenläsion bei der Inzision. Typische Operationskomplikationen wie Wundhämatome, Weichteil- oder Gelenkinfekte bzw. rezidivierende Reizergüsse wurden in keinem Fall beobachtet, ebenso wenig allergische Reaktionen auf das Kunstband. Zwei arthroskopisch gesicherte Meniskusrupturen und 3 Fälle von II.- bis III. gradigem Knorpelschaden wurden im Nachuntersuchungszeitraum diagnosti-

## 3.2 Ergebnisse

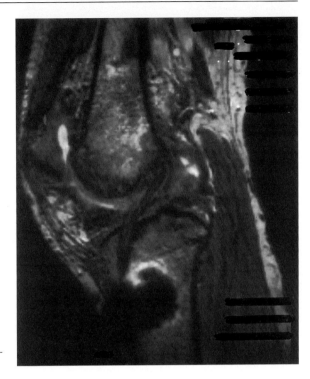

**Abb. 3.23.** NMR-Darstellung eines intakten Trevira-Bandes anläßlich einer postoperativ entstandenen Arthrofibrose. Man erkennt den exakt isometrischen Verlauf des synthetischen Bandes. Das reinserierte Kreuzband ist infolge Überlagerung nicht sicher darzustellen

ziert und therapiert. Bei 2 Patienten kam es im Kniegelenkbereich zu einer Sudeck-Dystrophie mit typischer Weichteilreaktion und fleckiger Entkalkung der kniegelenknahen Skelettabschnitte. Die eingeleitete Calcitonin-Therapie wurde von einer Patientin gut vertragen, hier heilten die Symptome weitgehend aus. Der 2. Patient vertrug die Therapie nicht, es kam letztlich zu einer erheblichen Bewegungseinschränkung mit bleibenden vegetativ-dystrophischen Schäden (Abb. 3.23 u. 3.24, Tabelle 3.9).

**Tabelle 3.9.** Komplikationen bei der Nahtprotektion frischer VKB-Rupturen (n = 56)

|  | n |
|---|---|
| Lokaler Druckschmerz tibiale Klammer | 18 |
| Arthrofibrose | 8 |
| Taubheitsgefühl Narbe | 8 |
| Ruptur Trevira-Band | 5 |
| Chondropathie | 3 |
| Klammerlockerung | 3 |
| Sudeck-Dystrophie | 2 |
| Fehlplazierung Klammer | 2 |

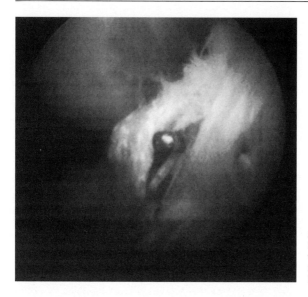

**Abb. 3.24.** Arthroskopische Darstellung eines intakten Trevira-Bandes sowie des reinserierten VKB 1 Jahr nach der Erstoperation

## 3.2.4 Ergebnisse mit Bezug zum Gesamtkollektiv aller Trevira-Band-Operationen

### 3.2.4.1 Rupturen

Da bei einem synthetischen Band die Materialermüdung und damit das Auftreten von Bandrupturen von besonderem Interesse ist, wird diese Patientengruppe gesondert abgehandelt. Insgesamt ist es zu 10 Rupturen (13 %) bei 77 nachuntersuchten Patienten im Rahmen der Gesamtbeobachtungszeit von 44,5 Monaten gekommen. Dies entspricht einer Fünfjahresintaktheitsrate (5-year-survival-rate) nach der Lifetable-Methode von 75 % (Abb. 3.25).

Bei einem weiteren Patienten kam es zu einem Klammerausriß bei einem Sturz. Dabei blieb das Trevira-Band als solches intakt, die Kniestabilität war jedoch verloren.

Die Ruptur des synthetischen Bandes betraf 5 Patienten aus der Gruppe der Nahtprotektion und 5 Patienten aus der Gruppe der „salvage procedures". Alle Patienten

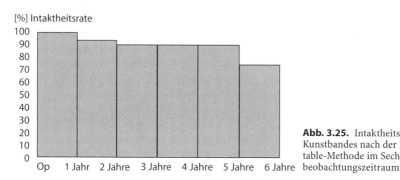

**Abb. 3.25.** Intaktheitsrate des Kunstbandes nach der Lifetable-Methode im Sechsjahresbeobachtungszeitraum

## 3.2 Ergebnisse

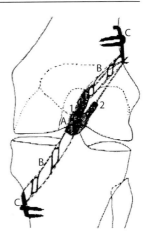

**Abb. 3.26.** Schematische Darstellung des Kniegelenks und des eingezogenen Trevira-Bandes mit den Bandabschnitten (*A* intraartikulär, *B* intraossär, *C* extraossär). Naht des körpereigenen Bandes (*1* anteromedialer Anteil des genähten VKB, *2* posterolateraler Anteil des genähten VKB)

wurden reoperiert. Die exakte Befragung zum Rupturereignis erbrachte in 4 Fällen ein erneutes adäquates Trauma (Hämarthros). Bei 4 Patienten bestand eine offensichtlich nicht isometrische Bandführung, während nur in 2 Fällen eine Materialermüdung als Rupturursache anzusehen ist. Die Rupturlokalisation war 7mal an der femoralen Eintrittsstelle, 2mal an der tibialen Eintrittsstelle und einmal intraligamentär. Hinzu kam der eine bereits beschriebene Klammerausriß. Die Rupturzeit lag 6mal innerhalb der ersten 14 Monate und 4mal im 5. bis 6. Jahr. Die Einzelheiten der Bandrupturen sind in Tabelle 3.10 zusammengefaßt.

Für die licht- und elektronenoptische Aufarbeitung der rupturierten Trevira-Bänder wurden diese in 3 Abschnitte eingeteilt (Abb. 3.26):

- a: Intraartikulärer Bandabschnitt,
- b: Intraossärer Bandabschnitt,
- c: Extraossärer Bandabschnitt.

*ad a.* Der intraartikuläre Teil des Bandes wies eine bindegewebige Einscheidung der Bandprothese auf, dabei drang das gefäßarme Bindegewebe von der Oberfläche bis tief zwischen die einzelnen Fasern und Faserbündel des Kunstbandes vor. Hier ließen sich vereinzelt Fremdkörperriesenzellen und Rundzellinfiltrate in der Nähe der Kunstfasern beobachten. Im Bereich der Rupturstellen waren lichtmikroskopisch Nekroseareale mit vereinzelt angeschnittenen Kunstfasern und Entzündungszellen nachzuweisen.

*ad b.* Im intraossären Bandabschnitt bestand eine dickere fibroblasten- und faserreiche Bindegewebehülle. Riesenzellen und ausgeprägte Rundzellinfiltrate ließen sich v. a. an den Übergängen der femoralen Knochenkanäle zur Gelenkhöhle im Bereich der Grenzschicht zwischen Kunstband und Bindegewebe nachweisen. Die an der Rupturstelle aufgespleißten Einzelfasern waren ebenfalls von zahlreichen Riesen- und Entzündungszellen umgeben. Ein knöcherner Einbau des Kunstbandes konnte

**Tabelle 3.10.** Patientendaten und Analyse aller rupturierten Kunstbänder sowie eines Klammerausrisses (*w* weiblich, *m* männlich, *o.B.* ohne Befund)

| Patient | Alter [Jahre] | Geschlecht | Rupturzeit [Monate] | Isometrie | Ursache | Bewertung | Lokalisation | Bandentfernung |
|---|---|---|---|---|---|---|---|---|
| F.M. | 20 | w | 3 | Fehlplaziert ventral | Kein Trauma, Komplexinstabilität | Anisometrie | Femoral | Leicht |
| H.K. | 26 | m | 6 | o.B. | Kein Trauma, Komplexinstabilität | Materialermüdung | Femoral | Schwer |
| D.K. | 54 | m | 7 | Fehlplaziert dorsal | Bagatelltrauma, Bergabgehen | Anisometrie | Femoral | Leicht |
| S.W. | 34 | m | 11 | Fehlplaziert ventral | Kein Trauma | Anisometrie | Tibial | Leicht |
| P.J. | 36 | m | 12 | Minimal fehlplaziert | Treppensturz, Hämarthros | Adäquates Trauma | Femoral | Leicht |
| E.M. | 21 | m | 14 | o.B. | Sturz Glatteis, Hämarthros | Adäquates Trauma | Femoral | Leicht |
| D.M. | 24 | m | 49 | Fehlplaziert ventral | Bagatelltrauma, umgeknickt | Anisometrie | Femoral | Leicht |
| L.H. | 20 | w | 50 | o.B. | Verdrehtrauma, Fußball | Adäquates Trauma | Intraligamentär | Schwer |
| M.D. | 25 | m | 55 | o.B. | Sturz mit HWK-Fraktur, Hämarthros | Adäquates Trauma | Tibial | Leicht |
| B.M. | 42 | w | 62 | o.B. | Ausrutschen im Badezimmer | Materialermüdung | Femoral | Tibial: schwer femoral: leicht |
| M.J. | 20 | m | 3 | o.B. | Sturz mit Orthese | Adäquates Trauma | Klammer | Leicht |

## 3.2 Ergebnisse

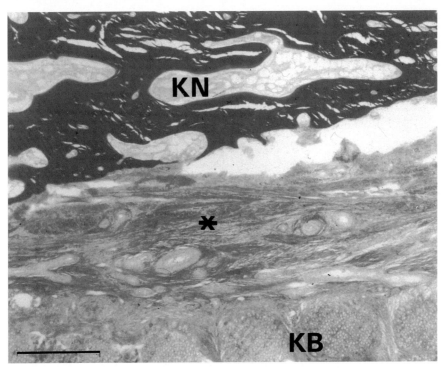

**Abb 3.27.** Die Bindegewebezwischenschicht (*) zwischen Kunstband (*KB*) und Knochen (*KN*) ist 14 Monate nach der Implantation mehrere hundert Mikrometer dick (Länge des Balkens 300 µm) (Histologische Aufarbeitung und Aufnahme: Dr. H.J. Kock)

an keiner Stelle des Bohrkanals nachgewiesen werden, die Bindegewebehülle hatte eine Dicke von 200 µm bis zu 2–3 mm (Abb. 3.27).

ad c. An den kortikalen Verankerungsstellen fand sich subperiostal fibroblasten- und faserreiches Bindegewebe, wobei jedoch ein direkter knöcherner Einbau der Bandfasern in keinem Abschnitt nachweisbar war. Riesenzellen und Rundzellen in der Nähe der Kunstfasern waren nur spärlich zu sehen, ausgedehnte Nekroseareale waren nicht zu finden (Abb. 3.28).

Die rasterelektronenmikroskopische Untersuchung der intraartikulären Rupturstellen zeigte am Gelenk-Knochen-Übergang aufgespleißte, elongierte und einzeln ausgezogen endende Kunstfasern, wobei die meisten dieser frei endenden Fasern von Gewebeauflagen bedeckt waren (Abb. 3.29).

### 3.2.4.2 Begleitverletzungen

Der nächste am Gesamtkollektiv gesondert untersuchte Punkt ist der Einfluß der Begleitverletzungen bzw. Begleitschäden auf den Verlauf und das Endergebnis. Insgesamt wiesen von 77 nachuntersuchten Kniegelenken 52 eine oder mehrere intraartikuläre Begleitverletzungen auf. Dieses Patientenkollektiv hatte ein Durchschnittsal-

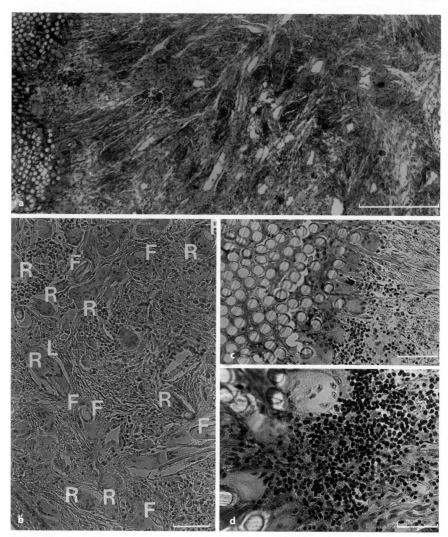

**Abb. 3.28. a** An der Grenze vom intraartikulären zum intraossären Abschnitt ist das Kunstband an der Rupturstelle nach 7monatiger Implantation von gefäßreichem Bindegewebe umgeben, das in unmittelbarer Nachbarschaft zum Trevira-Band eine deutliche Fremdkörperreaktion zeigt (Balken = 500 µm). **b** Vereinzelt angeschnittene Kunstfasern (F Abriebpartikel) sind von zahlreichen Riesenzellen (R) und Entzündungszellen umgeben (Balken = 100 µm). **c, d** In der Ausschnittvergrößerung fallen saumartig angeordnete Riesenzellen in direktem Kontakt zu den Trevira-Fasern sowie ausgeprägte Rundzellinfiltrate auf (Balken = 100 µm). (Histologische Aufarbeitung und Aufnahmen: Dr. H.J. Kock)

ter von 39,6 (SD 13,4) Jahren, die mittlere Nachuntersuchungszeit betrug 46,6 Monate. Lediglich 25 Kniegelenke zeigten eine isolierte Kreuzbandruptur bzw. -insuffizienz. Hier betrug das Durchschnittsalter der Patienten 29,4 (SD 11,9) Jahre, der mittlere Nachuntersuchungszeitraum 40,2 Monate. Das Ergebnis wurde anhand des Lysholm-

## 3.2 Ergebnisse

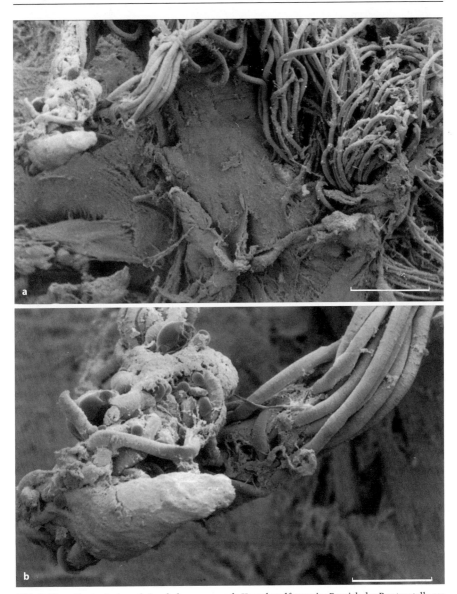

**Abb. 3.29. a** Rupturierte und einzeln herausragende Kunstbandfasern im Bereich der Rupturstelle am Gelenk-Knochen-Übergang (Balken = 600 µm). **b** mit deutlich sichtbaren Auflagerungen in der höheren Vergrößerung (Balken = 200 µm). (Präparation und Aufnahme: Dr. H.J. Kock)

Scores beurteilt. Es zeigte sich, daß die Patienten mit Begleitverletzungen mit einem durchschnittlichen Lysholm-Score von 77,5 (SD 17,9) ein signifikant schlechteres Ergebnis hatten als die Patienten mit isolierten Kreuzbandrupturen, deren Lysholm-Score im Mittel 90,6 (SD 10,9) betrug (Abb. 3.30).

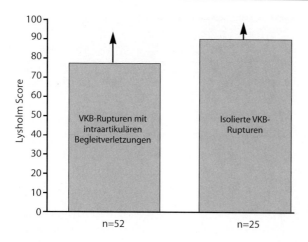

**Abb. 3.30.** Lysholm-Score der VKB-Rupturen mit und ohne intraartikuläre Begleitverletzungen (mit Angabe der Standardabweichung)

Die Analyse der einzelnen Verletzungen im Hinblick auf eine Verschlechterung des Spätergebnisses erbrachte die Ergebnisse in Tabelle 3.11.

**Tabelle 3.11.** Einfluß von Begleitverletzungen auf das Endergebnis

| Verletzung: VKB-Ruptur + | Verschlechterung |
|---|---|
| Innenmeniskusruptur | Nicht signifikant |
| Außenmeniskusruptur | Nicht signifikant |
| Innenbandruptur | Nicht signifikant |
| Ruptur der dorsomedialen Kapselschale | Nicht signifikant |
| Ruptur Innenband + dorsomediale Kapselschale | Signifikant |
| Außenbandruptur | Signifikant |
| Knorpelschaden | Signifikant |
| Innenband- + Innenmeniskusruptur (Unhappy Triad) | Signifikant |
| HKB-Ruptur | Signifikant |

### 3.2.4.3 Isokinetik

Die isokinetische Testung erfolgte bei insgesamt 70 Patienten (46 Männer und 24 Frauen) mit einem Altersdurchschnitt von 39,1 Jahren mit einem mittleren postoperativen Zeitraum von 3,3 Jahren. Dabei fanden sich die Werte aus Tabelle 3.12.

Der H/Q-Quotient (Hamstring/Quadrizeps) betrug auf der operierten Seite 69 %, auf der gesunden Seite 59 %, die prozentuale Seitendifferenz der Flexoren 13 %, der Extensoren 28 %.

Zur Auswertung des Nachbehandlungskonzepts wurde dieses Patientenkollektiv in 2 Gruppen eingeteilt, wobei eine Gruppe in der eigenen Abteilung sehr aggressiv krankengymnastisch nachbehandelt worden war, die andere Gruppe in auswärtigen

**Tabelle 3.12.** Maximalkraft der isokinetischen Testung des Gesamtkollektivs (n = 70)

| | Operierte Seite [Nm] | Gesunde Seite [Nm] |
|---|---|---|
| Flexion | 47,8 | 55,0 |
| Extension | 68,8 | 93,6 |

## 3.2 Ergebnisse

**Tabelle 3.13.** Patientendaten der krankengymnastischen Weiterbehandlung ( n=70)

|  | Gruppe I (auswärts behandelte Patienten) | Gruppe II (eigenbehandelte Patienten) |
|---|---|---|
| Anzahl | 53 | 17 |
| Alter [Jahre] | 40,0 | 36,1 |
| Männer/Frauen | 38/15 | 8/9 |
| Zeitraum postoperativ [Jahre] | 3,4 | 2,6 |

niedergelassenen Praxen. Die Zuteilung war ausschließlich aufgrund des Wohnsitzes erfolgt, medizinische Gründe hatten keine Rolle gespielt (Tabelle 3.13).

Das wichtigste Ergebnis war der erhebliche Unterschied der Maximalkraftentwicklung des M. quadriceps zwischen Gruppe I und Gruppe II (Abb. 3.31). Die Differenz zur gesunden Seite betrug 9 % in der Gruppe II, aber 31 % in der Gruppe I. In der II. Gruppe war die Maximalkraft des M. quadriceps der operierten Seite sogar minimal stärker als auf der gesunden Seite der Gruppe I. Demgegenüber wies die Kraft der Flexoren im Vergleich zur Gegenseite keine statistisch signifikanten Unterschiede auf, wenngleich auch hier in der eigenbehandelten Gruppe eine nahezu seitengleiche Maximalkraft bestand. Der H/Q-Quotient betrug in der eigenbehandelten Gruppe auf der operierten Seite 65 %, auf der gesunden Seite 60 %, in der fremdbehandelten Gruppe auf der operierten Seite 72 %, auf der gesunden Seite 59 %.

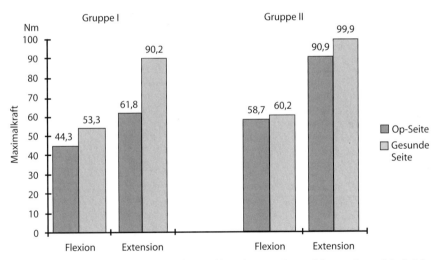

**Abb. 3.31.** Darstellung der Maximalkraftentwicklung der gesunden und der operierten Seite bei den beiden isokinetisch nachuntersuchten Gruppen

### 3.2.4.4 Arthrosegrad

Der präoperative Arthrosegrad wurde vom 1. Untersucher mit 1,05 (SD 1,06) beurteilt, vom 2. Untersucher mit 0,99 (SD 0,97). Die Beurteilung der Röntgenaufnahmen zeigte zwischen beiden Untersuchern keine signifikanten Unterschiede. Zur Ab-

|  | Untersucher I | Untersucher II |
|---|---|---|
| Kein Anstieg des Schweregrade | 45 | 19 |
| Anstieg des Schweregrades um 1 Stufe | 25 | 43 |
| Anstieg des Schweregrades um 2 Stufen | 5 | 10 |
| Anstieg des Schweregrades um 3 Stufen | 1 | 2 |
| Anstieg des Schweregrades um 4 Stufen | 1 | 1 |

**Tabelle 3.14.** Arthroseentwicklung (n = 77)

schlußuntersuchung wurde der Arthrosegrad vom 1. Untersucher mit 1,60 (SD 1,09), vom 2. Untersucher mit 1,96 (SD 1,04) eingeschätzt. Diese Beurteilung ist signifikant unterschiedlich. Allerdings ist die Korrelation zwischen beiden Untersuchern hinsichtlich der Beurteilung hoch. Sie betrug für die präoperativen Röntgenbilder 0,85, für die Abschlußröntgenbilder 0,83.

In der Mehrzahl der Fälle fand der 1. Untersucher keinen Anstieg des Arthrosegrades, der 2. Untersucher fand für die Mehrzahl der Fälle einen Anstieg des Arthrosegrades um eine Stufe (Tabelle 3.14).

Der Anstieg des Arthrosegrades war für die Gruppe der akut versorgten Patienten und der Patienten mit chronisch instabilen Kniegelenken nahezu identisch, wobei jedoch die Ausgangswerte beider Gruppen deutlich differierten. Bei den 50 frischen Kreuzbandverletzungen (Abb. 3.32) stieg der Arthroseindex im Mittelwert beider Untersucher um 0,76 Punkte von 0,76 (SD 0,76) Punkten auf 1,52 (SD 0,94) Punkte, bei den 27 chronisch insuffizienten Kniegelenken um 0,73 Punkte von 1,55 (SD 1,19) Punkten auf 2,28 (SD 1,11) Punkte. Dies bedeutet für das Gesamtkollektiv einen Anstieg des Arthrosegrades um 0,76 Punkte von 1,02 (SD 1,02) Punkten auf 1,78 (SD1,07) Punkte. Dieser Anstieg ist für den durchschnittlichen Beobachtungszeitraum von 41,2 (SD 18,0) Monaten bei beiden Untersuchern signifikant.

Nach dem IKDC-Schlüssel wiesen 58 Kniegelenke keine Arthrose auf (Klassifikation A), 16 zeigten eine Verschmälerung in mindestens einem Gelenkkompartiment von weniger als 50 % (Klassifikation C), 3 Patienten von mehr als 50 % (Klassifikation D). Eine Steigerung des Arthrosegrades von A nach C fand sich bei 8 Kniegelenken, von C nach D bei einem Kniegelenk.

Zur Analyse der arthrosebegünstigenden Faktoren wurde bei allen 77 nachuntersuchten Patienten die Korrelation zwischen der Arthroseprogredienz bzw. dem Arthrosegrad zur Abschlußuntersuchung und Alter, Gewicht, Geschlecht, postoperati-

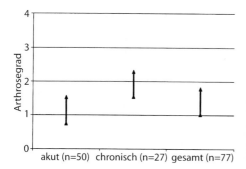

**Abb. 3.32.** Arthroseentwicklung der frisch versorgten Kreuzbandrupturen, der chronisch instabilen Kniegelenke und des Gesamtkollektivs (*Pfeile* stellen den Ausgangswert und den Abschlußwert im Mittel der Beurteilungen von 2 Untersuchern dar)

## 3.2 Ergebnisse

vem Beobachtungszeitraum, Begleitverletzungen sowie durch die Operation erzielter Stabilität bestimmt.

Dabei fand sich die höchste Korrelation zwischen dem zur Abschlußuntersuchung ermittelten Arthrosegrad und dem Gewicht der Patienten. Signifikante Korrelationen ließen sich – außer für das Körpergewicht – für das Vorliegen von Begleitverletzungen und das Geschlecht nachweisen, wobei für Männer eine höhere Arthroserate gefunden wurde als für Frauen. Da aber zwischen Geschlecht und Gewicht eine signifikante Übereinstimmung bestand, ist die erhöhte Arthroserate der Männer nicht auf geschlechtsspezifische Faktoren, sondern auf das in dieser Gruppe vorherrschende Übergewicht zurückzuführen.

Für die Zunahme der Gonarthrose im Beobachtungszeitraum fand sich zu keinem der untersuchten Parameter eine gute Korrelation. Die statistische Prüfung ermittelte lediglich zur Dauer des Nachuntersuchungszeitraums einen signifikanten linearen Zusammenhang, d.h. je länger das postoperative Intervall, desto stärker der Arthroseanstieg. Insbesondere fand sich keine statistische Abhängigkeit zwischen dem erzielten Stabilitätsergebnis und dem Anstieg der Gonarthrose.

### 3.2.4.5 Stabilitätsvergleich KT 1000 – radiologischer Lachman-Test

Bei allen 77 nachuntersuchten Patienten wurde die anteriore Translation nicht nur klinisch (Lachman +, ++, +++), sondern auch instrumentell mit Hilfe des KT-1000-Arthrometers und der gehaltenen Röntgenaufnahmen untersucht. Diese beiden Techniken erlauben eine Angabe des Tibiakopfvorschubs in Millimetern. Zur Abschlußuntersuchung nach durchschnittlich 44,5 Monaten bestand im KT 1000 eine Laxitätsdifferenz zur Gegenseite (= T-Differenz, Gillquist 1993) von 1,35 (SEM 0,30) mm, im radiologischen Lachman-Test von 1,70 (SEM 0,33) mm (Abb. 3.33–3.36).

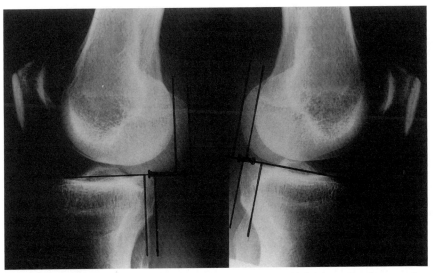

**Abb. 3.33.** Röntgenologische Darstellung der ventralen Verschieblichkeit (eigenes Krankengut, präoperative Seitendifferenz)

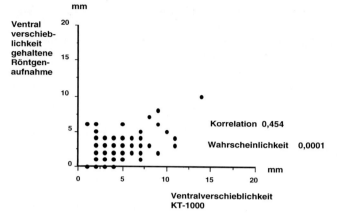

**Abb. 3.34.** Punktediagramm zur Darstellung der Ventralverschieblichkeit KT 1000 (*horizontal*) und gehaltener Röntgenaufnahme (*vertikal*) am gesunden Knie (n = 77)

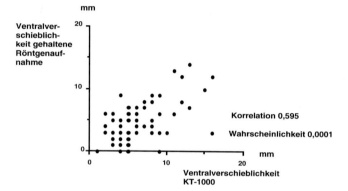

**Abb. 3.35.** Punktediagramm zur Darstellung der Ventralverschieblichkeit KT 1000 (*horizontal*) und gehaltener Röntgenaufnahmen (*vertikal*) am operierten Knie (n = 77)

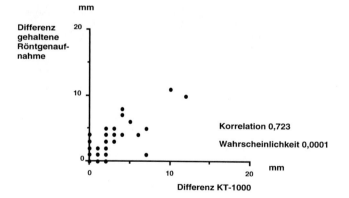

**Abb. 3.36.** Punktediagramm zur Darstellung der Seitendifferenz der Ventralverschieblichkeit KT 1000 (*horizontal*) und gehaltene Röntgenaufnahme (*vertikal*) (n =77)

Die Differenz der mittleren Ventralverschieblichkeit zwischen operierter und nicht operierter Seite war für beide Meßmethoden signifikant, ebenso der Vergleich beider Meßmethoden untereinander für die operierte und nicht operierte Seite. Keine Signifikanz bestand jedoch für die Seitendifferenz beider Methoden. Für diesen Vergleich:

## 3.2 Ergebnisse

Seitendifferenz „Gehaltene Aufnahme – KT 1000" fand sich mit 0,723 eine hohe Korrelation, während die Ventralverschieblichkeiten der operierten und der nichtoperierten Seiten untereinander mit 0,595 bzw. 0,454 einen deutlich niedrigeren Korrelationskoeffizienten aufwiesen.

### 3.2.4.6 Validitätsvergleich verschiedener Scores

Die Evaluation der Ergebnisse mit Hilfe verschiedener Scores stellt die Frage nach der Validität und Vergleichbarkeit der einzelnen Bewertungsschemata. Dazu wurden die Korrelationskoeffizienten zwischen Lysholm-Score, OAK-Evaluationsbogen, IKDC-Schlüssel und VAS ermittelt. Die höchste Übereinstimmung zeigten die Vergleiche OAK/Lysholm und Lysholm/VAS mit Korrelationskoeffizienten von jeweils 0,927 (Abb. 3.37 u. 3.38).

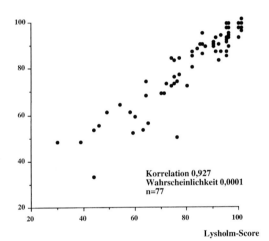

**Abb. 3.37.** Punktediagramm zum Vergleich von Lysholm-Score und OAK-Evaluationsbogen bei der Beurteilung aller 77 nachuntersuchten Patienten

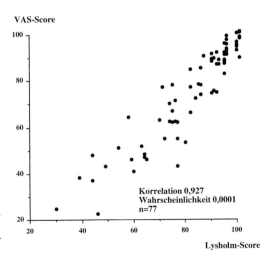

**Abb. 3.38.** Punktediagramm zum Vergleich von Lysholm-Score und VAS bei der Beurteilung aller 77 nachuntersuchten Patienten

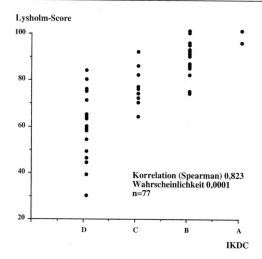

**Abb. 3.39.** Punktediagramm zum Vergleich von Lysholm-Score und IKDC-Schlüssel bei der Beurteilung aller 77 nachuntersuchten Patienten

Die Korrelation zwischen OAK-Evaluationsbogen und VAS war mit 0,888 etwas geringer, zeigte aber dennoch eine weitgehende Übereinstimmung beider Bewertungsschemata.

Schwieriger ist der Vergleich zwischen den zahlen- bzw. prozentgebundenen Scores und dem IKDC-Schlüssel, der offensichtlich bewußt nur in buchstabenbezeichneten Kategorien erfaßt wird. Hier wurde zur Evaluierung der Spearman Koeffizient herangezogen, der mit 0,823 zwischen Lysholm-Score und IKDC-Schlüssel ebenfalls eine gute Korrelation aufwies (Abb. 3.39).

Der Vergleich von IKDC/OAK lag mit einem Korrelationskoeffizienten von 0,843 und IKDC/VAS mit einem Korrelationskoeffizienten von 0,833 im gleichen Bereich wie der graphisch dargestellte Vergleich Lysholm/IKDC (Tabelle 3.15).

**Tabelle 3.15.** Korrelation der verschiedenen Nachuntersuchungsscores

| Scorevergleich | Korrelationskoeffizient |
|---|---|
| Lysholm – VAS | 0.927 |
| Lysholm – OAK | 0.927 |
| VAS – OAK | 0.888 |
| IKDC – OAK | 0.843 |
| IKDC – VAS | 0.833 |
| IKDC – Lysholm | 0.823 |

# 4 Verankerung alloplastischer Bänder

## 4.1 Aktueller Wissensstand

Synthetische Kreuzbänder – gleichgültig ob sie zur Nahtprotektion, zur Augmentation biologischer Ersatzplastiken oder als Prothese implantiert werden – müssen am Knochen verankert werden. Zahlreiche experimentelle Untersuchungen haben belegt, daß das alloplastische Bandmaterial nicht vom Knochen durchwachsen wird (Ausnahme: Leeds-Keio-Band und – in einigen Untersuchungen – das Gore-Tex-Band), sondern daß sich im Knochenkanal zwischen Kunstband und Trabekeln eine bindegewebige Schicht unterschiedlicher Dicke ausbildet, die keine wesentliche Haltekraft aufweist (Neugebauer et al. 1983; Claes et al. 1987 a; Weckbach et al. 1990; Ascherl et al. 1991). Dies wurde bestätigt durch die Reoperationen unserer eigenen Fälle, in denen rupturierte Trevira-Bänder ohne Kraftaufwand aus den Bohrkanälen herausgezogen werden konnten (Kock et al. 1991 a, b). Das heißt, daß der Verankerung nicht nur in der direkten postoperativen Phase eine wesentliche Bedeutung zukommt, sondern daß, zumindest in den Fällen, in denen das Kunstband als Prothese implantiert wird, auch die Langzeithaltbarkeit erheblich von der Festigkeit der Verankerung abhängt. Die in der funktionellen Weiterbehandlung auf das VKB-Transplantat einwirkenden Kräfte sind begrenzt und liegen in aller Regel unter 500 N (Morrison 1970; Niesell 1985; Niesell et al. 1989; Rupp et al. 1992). Für die Langzeithaltbarkeit sind jedoch auch zeitweilige Spitzenbelastungen zu erwarten, bei denen nach den Berechnungen von Biden Zugkräfte bis zum 1,7fachen des Körpergewichts auf das VKB einwirken können (Biden et al. 1990). Da die als Kreuzbandprothesen eingesetzten Kunstbänder in aller Regel über 2.000 N Reißkraft aufweisen, sollte auch die Bandfixation ähnlich hohe Werte erreichen.

Die große Zahl der z. Z. angebotenen Verankerungssysteme deutet darauf hin, daß etliche offene Fragen der Kunstbandverankerung noch nicht optimal gelöst sind. Historisch zeigen die Verankerungstechniken – ähnlich den VKB-Ersatzplastiken selbst – eine Tendenz von schwächeren zu immer stärkeren Fixationsmethoden. Ursprünglich wurden die alloplastischen Bänder mit Nähten an den Weichteilen fixiert, oder die Nähte wurden um sog. „Pollerschrauben" herum geknotet. Die heute gängigsten Verankerungstechniken sind verschiedene Arten von Halteklammern (Staples) oder Schrauben. Für einige spezielle Kunstbänder gibt es Dübelstecker (Weiss et al. 1985; Strover u. Firer 1985), Krallenplatten (Burri et al. 1979), Bügelklammern (Fastlok), metallische Knopfschlaufen (tissue cradle) oder kleine Lochplatten (Endobutton), (Abb. 4.1).

## 4 Verankerung alloplastischer Bänder

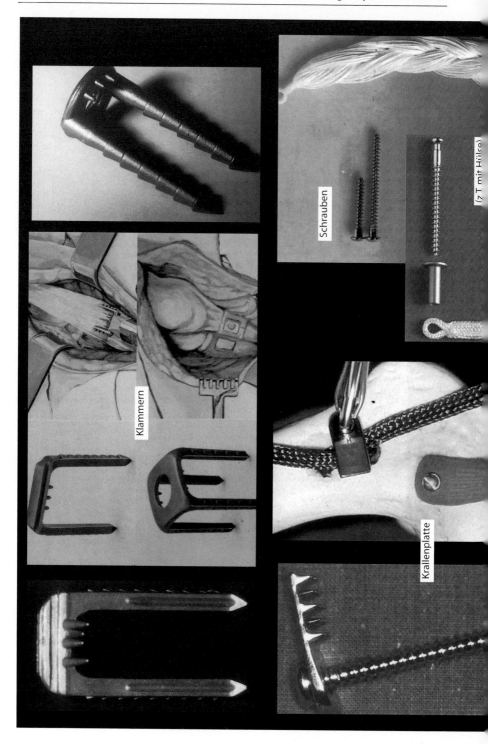

## 4.1 Aktueller Wissensstand

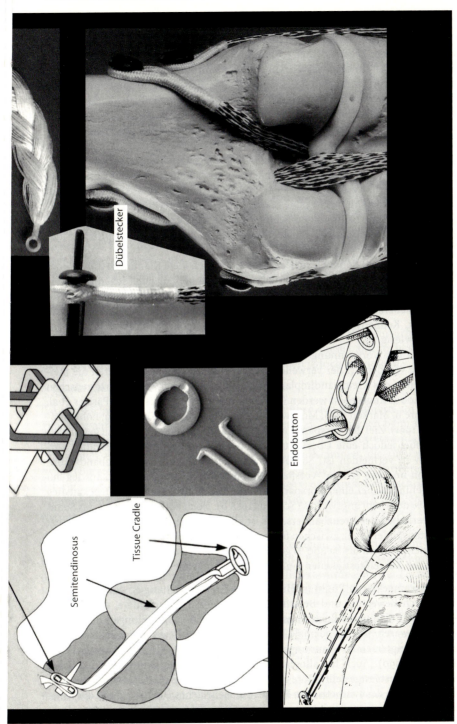

**Abb. 4.1.** Darstellung verschiedener Verankerungsarten (Auswahl)

# 5 Experimentelle Studie

## 5.1 Material und Methoden

### 5.1.1 Vorversuche

#### 5.1.1.1 Formgebung und Oberflächenbeschaffenheit

Nachdem die Idee der Klemmhülse entwickelt worden war, stellte sich die Frage nach der optimalen Gestaltung. Dabei wurden mehrere Prototypen auf Formgebung, Materialeigenschaften und Oberflächenbeschaffenheit geprüft (Abb. 5.1).

Winkelmessungen zwischen den Bohrkanälen und der Knochenoberfläche hatten gezeigt, daß bei isometrischer Führung die Bohrkanäle einen Winkel von etwa 60° sowohl zur Oberfläche der lateralen Femurkondyle als auch zum medialen Tibiakopf aufwiesen. Aus diesem Grunde wurde der Kragen der Klemmhülse um 30° gegen die Schaftachse gekippt, so daß nunmehr der Winkel zwischen Schaft und Kragen 60° betrug. Ursprünglich war der Innenkonus in 2 Hälften geteilt. Hier zeigte sich, daß das Einschlagen dieser beiden Konushälften schwierig war und eine exakte Vorspan-

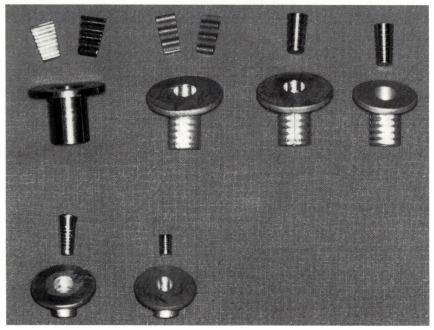

**Abb. 5.1.** Verschiedene im Rahmen der Entwicklung entstandene und getestete Prototypen

## 5.1 Material und Methoden

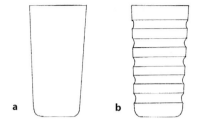

**Abb. 5.2.a–c** Verschiedene Formen von Klemmstiften mit unterschiedlich gearbeiteten Nuten. **a** glatt, **b** feingenutet, **c** grobgenutet

nung des Bandes nicht erlaubte. Aus diesem Grunde wurde ein ungeteilter, kegelförmiger Innenkonus entwickelt. Bei diesem stellte sich die Frage, welche Oberflächenbeschaffenheit am günstigsten wäre. Einerseits galt es, das Band gut zu fixieren, andererseits durch eine zu grobe Oberfläche keine Bandschädigung zu setzen. Es wurden 3 Typen von Innenkegeln (im weiteren als „Klemmstift" bezeichnet) entwickelt. Die Klemmstifte waren entweder glatt, feingenutet oder grobgenutet (Abb. 5.2).

Die Oberflächen jedes Typs wurde nochmals auf 3 verschiedene Weisen behandelt, und zwar poliert, feinsandgestrahlt und grobsandgestrahlt, so daß insgesamt 9 verschiedene Typen von Klemmstiften getestet wurden. Dies erfolgte in jeweils 3 Zugversuchen unter identischen Bedingungen. Als Testband wurde in allen Experimenten das 10-mm-Trevira-Band eingesetzt.

Die Zugversuche zeigten, daß die beste Haltekraft durch die Klemmstifte mit feiner Nutung und grob sandgestrahlter Oberfläche erreicht wurde, so daß diese Form für das endgültige Modell gewählt wurde (Tabelle 5.1).

Versuche mit Klemmhülsen und Klemmstiften aus Kunststoff (Polyäthylen) schlugen fehl. Dieses Material war zu weich und wies einen zu großen Schlupf auf. Die getesteten Bänder rutschten bei geringer Zugbeanspruchung sämtlich durch.

Das endgültige Modell der Klemmhülse und des Klemmstifts wurde in Titan gefertigt. Dieses Metall hat gegenüber Stahl mehrere Vorteile: es weist ein knochennahes Elastizitätsmodul auf und ist korrosionsfrei. Außerdem besteht praktisch keine Allergisierungsgefahr (Abb. 5.3).

Zur Anpassung an verschiedene Bandgrößen wurde die Klemmhülse letztendlich in 2 Typen angefertigt (Abb. 5.4):

– Große Klemmhülse: Schaftdurchmesser 10 mm, Kragendurchmesser 24 mm, mittlere Schaftlänge 16 (12–20) mm. Diese Klemmhülse ist für Bänder von 8–10 mm Breite geeignet.
– Kleine Klemmhülse: Schaftdurchmesser 6 mm, Kragendurchmesser 20 mm, mittlere Schaftlänge 12 (10–14) mm. Diese Klemmhülse ist für Bänder unter 8 mm Breite geeignet.

**Tabelle 5.1.** Haltekraft verschiedener Klemmstifte im Hinblick auf die Oberflächenbeschaffenheit (Ergebnisse in N mit Angabe der Standardabweichung)

| Innenkonus: | Oberfläche Poliert | Fein gestrahlt | Grob gestrahlt |
|---|---|---|---|
| Glatt | 1190 ± 59 | 922 ± 282 | 1595 ± 610 |
| Fein genutet | 1113 ± 72 | 1290 ± 99 | 1729 ± 189 |
| Grob genutet | 1533 ± 361 | 1532 ± 359 | 1593 ± 97 |

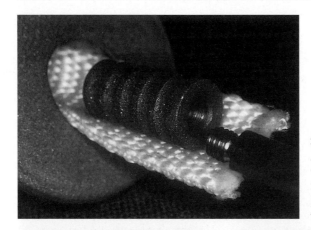

**Abb. 5.3.** Endgültige Formgebung des Klemmstiftes. Man erkennt die Aufrauhung der Oberfläche durch grobes Sandstrahlen sowie das eingebrachte Innengewinde, in das das Einschlaginstrument eingedreht wird

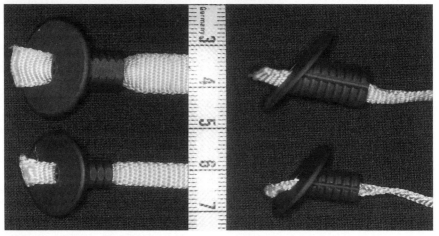

**Abb. 5.4.** Endgültige Formgebung und Oberflächenbeschaffenheit der Klemmhülse aus Titan (Große und kleine Version mit eingeschlagenem Klemmstift und 10- bzw. 6-mm-Band)

#### 5.1.1.2 Einschlagen des Klemmstifts

Ein weiteres mögliches Problem der Klemmhülse wäre das Einsinken des Bandes beim Einschlagen des Klemmstifts. Hierdurch käme es zu einer Längen- und Spannungsänderung, die möglicherweise eine nicht tolerable Bandelongation mit Gefährdung der Stabilität zur Folge gehabt hätte. Zur Überprüfung dieser Fragestellung

| Parameter | Versuchs-gruppe 1 | Versuchs-gruppe 2 | Versuchs-gruppe 3 |
|---|---|---|---|
| Vorspannung [N] | 52,5 | 78,5 | 101,7 |
| Freie Bandlänge [mm] | 80,7 | 83,5 | 81,0 |
| $\Delta$ Länge [mm] | 0,13 | 0,22 | 0,20 |
| $\Delta$ Länge [%] | 0,16 | 0,26 | 0,25 |

**Tabelle 5.2.** Längenänderung bei Einschlagen des Klemmstiftes (n = 6)

## 5.1 Material und Methoden

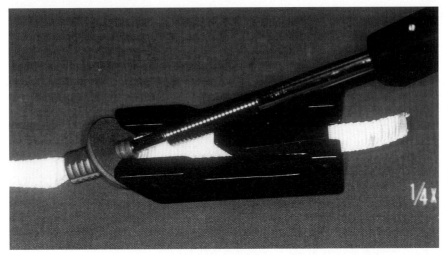

**Abb. 5.5.** Einspannen des Bandes in die Spannklemme und Einschlagen des Klemmstifts

wurden in jeweils 6 Versuchen Klemmhülsen und Kunstbänder eingespannt und mit einer speziellen Spannklemme gegeneinander fixiert (Tabelle 5.2). Das Band wurde auf ca. 50 N, 80 N und 100 N vorgespannt. Anschließend erfolgte das Einschlagen des Klemmstifts (Abb. 5.5). Der dabei eintretende Spannungsverlust wurde durch erneute Dehnung des Systems auf den Ursprungswert zurückgebracht und die dabei eingetretene Längenänderung gemessen. Als Ausgangslänge des Bandes wurden etwa 80 mm gewählt, entsprechend der freien Länge des Bandes im Kniegelenk.

Die Resultate zeigten, daß sich beim Einschlagen des Klemmstifts je nach Vorspannung Längenänderungen zwischen 0,13 und 0,22 mm bzw. zwischen 0,16 und 0,26 % ergaben. Es handelt sich hierbei für die klinische Praxis um eine vernachlässigbare Größenordnung. Somit war nachgewiesen, daß die Klemmhülse nicht nur eine genaue Längenanpassung sondern auch eine exakte Einstellung der gewünschten Vorspannung des Bandes ermöglicht.

### 5.1.2 Belastungsversuche

#### 5.1.2.1 Versuchsaufbau und -durchführung

Nach definitiver Formgebung der Klemmhülse erfolgte die mechanische Testung durch lineare Zugversuche. Dabei wurden die auf dem Reisensburger Workshop (Claes 1991) vereinbarten Versuchsbedingungen zugrundegelegt:
- isometrische Bandführung (durch 2 Bohrkanäle),
- 60° Beugestellung im Kniegelenk,
- Zugrichtung im Bandverlauf,
- Zuggeschwindigkeit 10 mm/min.

Die Untersuchungen wurden auf einer Universalprüfmaschine (Fa. Frank, Typ 81560. Serien-Nr. 017.3050.022) durchgeführt (Abb. 5.6); daran angeschlossen war ein X/Y-

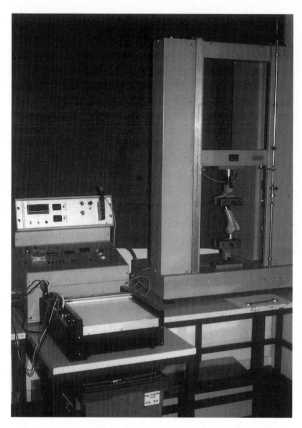

**Abb. 5.6.** Die Universalprüfmaschine mit angeschlossenem Schreiber, an der die linearen Zugversuche und die Hystereseversuche durchgeführt wurden

Schreiber (Fa. Houghston Instruments, Modell Omnigraphik 2.000, Serien-Nr. R303). Die Längenänderungen wurden auf der X-Achse, die Kraftänderungen auf der Y-Achse aufgetragen. Bei den Vorversuchen waren die nötigen Verstärkungsfaktoren ermittelt worden, um eine ausreichende graphische Auswertbarkeit zuzulassen.

Als Prüfmaterial dienten Leichenknie, Kunststoffemora und Hundeknie. Diese wurden befestigt in einer eigens entwickelten Einspannvorrichtung, die eine Winkelstellung der beiden gelenktragenden Knochen in 30°-Schritten ermöglichte.

Die Einspannzylinder (Abb. 5.7), in denen die Knochenenden durch 6 Madenschrauben sicher gehalten wurden, wurden in den Klemmbacken der Prüfmaschine fixiert und das System soweit auseinandergefahren, bis eine Vorspannung von 15 N resultierte. Der Versuch wurde dann mit einer konstanten Prüfgeschwindigkeit von 10 mm/min bis zur Ruptur des Bandes, Bruch des Knochens oder Versagen der Verankerung durchgeführt. Der gesamte Versuchsablauf wurde auf dem X/Y-Schreiber dokumentiert und die auf Millimeterpapier geschriebenen Kurven anschließend graphisch ausgewertet. Alle Versuche wurden bei Raumtemperatur vorgenommen.

## 5.1 Material und Methoden

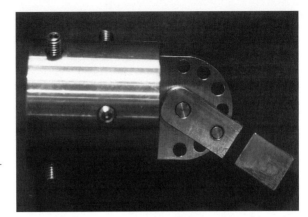

**Abb. 5.7.** Stahlzylinder mit Madenschrauben zum Einspannen der Knochenteile in den Zugversuchen (Herstellung: Technisches Zentrallabor des Universitätsklinikum Essen)

### 5.1.2.2 Geprüfte Materialien

*5.1.2.2.1 Leichenknie*

Für die Hauptversuche wurden insgesamt 32 menschliche Leichenknie verwendet. Diese wurden z. T. als Sektionspräparate, z. T. aus Oberschenkelamputaten oder Hemipelvektomien im Gefolge von Traumen, Tumoren oder arterieller Verschlußkrankheit gewonnen. Alle Präparate wurden spätestens 12 h post mortem bzw. post ablationem explantiert, präpariert, tiefgefroren und bis zur Untersuchung bei −70°C gelagert. Alle Kniegelenke waren makroskopisch unauffällig. Vorerkrankungen oder Verletzungen am Kniegelenk selbst waren in keinem Fall bekannt. Die Verteilung auf die einzelnen Versuchsgruppen erfolgte so, daß sich bezüglich Alter und Geschlecht keine statistisch signifikanten Unterschiede ergaben.

Die Kniegelenke wurden so präpariert, daß der femorale und tibiale Knochenanteil 13–16 cm lang war. Vor dem Einfrieren erfolgte die Entfernung von Haut, Unterhautfettgewebe und Muskulatur sowie die Entfernung des Streckapparats einschließlich der Patella. Nach dem Auftauen wurde das VKB komplett reseziert. Es folgte das Anlegen von 2 4,5-mm-Bohrkanälen auf Ursprung und Ansatz des VKB, anschließend wurde das Kunstband in gewendelter Form eingezogen (insgesamt 3 Wendelungen). Nach Anspannung und Verankerung des Kunstbandes wurden die übrigen Bänder des Kniegelenks samt Gelenkkapsel und Menisken entfernt und das Kniegelenk in die Prüfmaschine eingespannt (Abb. 5.8).

*5.1.2.2.2 Kunststoffemora*

Als nicht biologisches Referenzmodell wurden 32 distale Kunststoffemora (Fa. Synthes, Bochum), die normalerweise zum Erlernen osteosynthetischer Techniken angeboten werden, verwendet. Auch hier wurde ein 4,5-mm-Bohrloch von der lateralen Femurkondyle auf den Ursprung des VKB gesetzt und ein Trevira-Band 3mal gewendelt eingezogen (Abb. 5.9). Die Länge des freien Bandendes zwischen dem Austritt aus dem Knochen und der Klemmbacke der Prüfmaschine betrug 60 mm. Die Klemmbacken der Prüfmaschine wurden mit Heftpflaster beschichtet, da Vorversu-

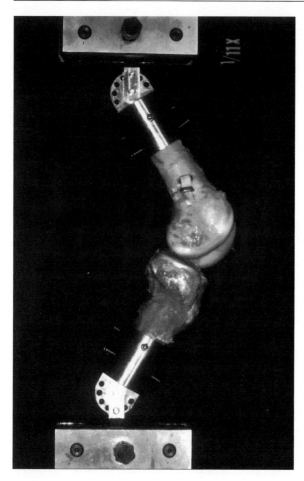

**Abb. 5.8.** Leichenknie mit Doppelklammer eingespannt in die Universalprüfmaschine bei einem Zugversuch. Man erkennt die 60°-Winkelstellung im Gelenk. Die Zugrichtung entspricht der Verlaufsrichtung des VKB

che gezeigt hatten, daß das Kunstband an der scharfen Kante der Metallblöcke geschädigt werden konnte.

An den menschlichen Leichenknien und den Kunststoffemora kamen große Klemmhülsen, große Klammern und 10-mm-Kunstbänder zur Anwendung.

### 5.1.2.2.3 Hundeknie

Als Prüfmaterial für die kleinen Verankerungstechniken und zur Verknüpfung mit tierexperimenellen Daten dienten Hundeknie. Auch hier wurden 32 Hauptversuche durchgeführt. Die Gelenke wurden gewonnen durch Explantation, nachdem die Tiere nach Abschluß anderweitiger Akutversuche getötet worden waren. Es handelte sich um Schäferhundbastarde beiderlei Geschlechts zwischen 2 und 6 Jahren mit einem Gewicht von 24–36 kg. Auch hier erfolgte die Verteilung auf die einzelnen Versuchsgruppen so, daß keine statistisch signifikanten Unterschiede bestanden. Die Entnahme erfolgte innerhalb von 2 h post mortem, wobei die Kniegelenkpräparate min-

## 5.1 Material und Methoden

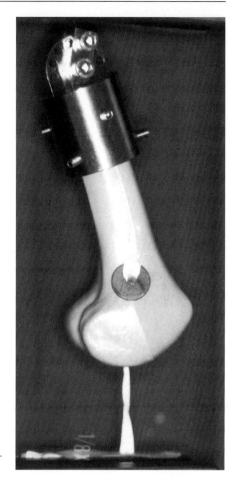

**Abb. 5.9.** Kunststoffknochen mit Klemmhülse beim Zugversuch in der Prüfmaschine. Am freien Bandende ist die Wendelung des alloplastischen Bandes zu sehen

destens 12 cm lange Knochenabschnitte an Femur und Tibia aufwiesen. Unter Belassung des Kapsel-Band-Apparats wurden die Weichteile sofort abpräpariert und die Kniegelenke bei −70 °C gelagert. Das Einziehen und die Fixation des Kunstbandes erfolgte analog zu den humanen Leichenknien nach dem Auftauen, wobei für die Hundeknie kleine Klemmhülsen, kleine Klammern und 6-mm-Trevira-Bänder verwendet wurden.

### 5.1.2.3 Untersuchte Verankerungsarten

Um eine Beurteilung der Eigenschaften der Klemmhülse zu ermöglichen, wurde diese vergleichend mit mehreren bisher gängigen Fixationstechniken unter identischen Versuchsbedingungen getestet. Die geprüften Verankerungen waren (Abb. 5.10):

- Einzelklammer: Hierbei wurde das Band – entsprechend der üblichen Operationstechnik – auf der Außenseite der lateralen Femurkondyle bzw. am medialen Tibia-

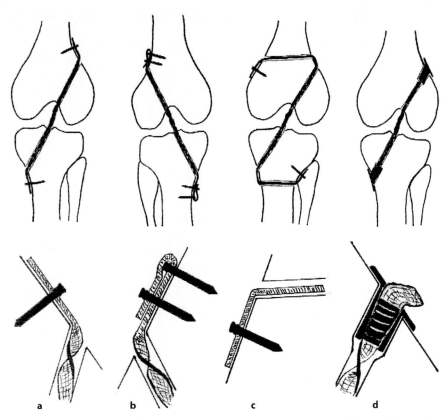

**Abb. 5.10.** Graphische Darstellung der geprüften Verankerungsarten. **a** Einzelklammer, **b** Doppelklammer in „Gürtelschnallentechnik", **c** Z-Technik, **d** Klemmhülse

kopf, 1 cm von der Austrittsöffnung des Bohrkanals entfernt, mit jeweils einem Staple (Fa. Telos) verankert. Die Klammer wurde dabei mit dem dafür vorgesehenen Einschlaggerät eingebracht. Das überstehende Bandende wurde auf 1 cm gekürzt.

- Doppelklammer in „Gürtelschnallentechnik": Eigene Vorversuche und Literaturrecherchen (Schabus 1988 b; Good et al. 1990) hatten gezeigt, daß diese spezielle Verankerungsform die höchsten bis dahin bekannten Haltekräfte aufwies. Dabei wird das Band mit einer Klammer fixiert, um diese Klammer herumgeschlagen, beide Bandanteile aufeinandergelegt und mit einer 2. Klammer nochmals befestigt. Die Plazierung der Klammern erfolgte 1 und 2 cm von der Austrittsstelle des Bohrlochs entfernt, das überstehende Bandende wurde auf 0,5 cm gekürzt.
- Führung des Kunstbandes durch 2 zusätzliche Bohrkanäle („Z-Technik"): Diese Technik wurde in der Anfangszeit des alloplastischen Bandersatzes bei der Implantation der Kohlefaserbänder entwickelt. Dabei wird das Kunstband nach der üblichen isometrischen Zweikanaltechnik durch 2 zusätzliche Bohrkanäle – quer durch Femur- bzw. Tibiametaphyse – auf die Gegenseite geführt und dort mit einer

## 5.1 Material und Methoden

Klammer fixiert. Durch diese zusätzlichen Bohrkanäle erhöht sich der Reibungswiderstand. Ursprünglich bestand die Hoffnung, daß das Kunstband in den querverlaufenden Bohrkanälen knöchern einheilen sollte, da hier Spannungsschwankungen und Mikrobewegungen deutlich vermindert sind.
- Klemmhülse: Zur Implantation der Klemmhülse wurde der bereits vorhandene 4,5-mm-Bohrkanal von der Knochenaußenseite aus bis 1,5 cm Tiefe auf den erforderlichen Durchmesser der Klemmhülse erweitert und so angepaßt, daß der schräge Kragen sich großflächig auf der Kortikalis abstützte.

### 5.1.2.4 Untersuchte Parameter

Bei linearem Zug an den Kniepräparaten bildet sich eine typische Zugkraft-Verformungs-Kurve, die Aussagen über mehrere Parameter zuläßt (Abb. 5.11):

- Versagensgrenze (linear load): Hierbei handelt es sich um das Ende des linearen Kurvenanstiegs. Zwar ist das Band bis zu diesem Punkt bereits irreversibel gedehnt worden, jetzt aber kommt es zu einer Zerstörung von Strukturen entweder des Bandes selbst, der Verankerung oder des Knochens.
- Maximale Bruchlast (maximum load): In einigen Versuchsanordnungen (v. a. bei der Doppelklammer) fanden sich über die Versagensgrenze hinausreichende Haltekräfte. Dieser höchste Punkt der Kurve ist aber von relativ geringer Bedeutung, da bereits weit früher eine irreversible Schädigung des Systems eingetreten ist.
- Steifigkeit: Die Steifigkeit zeigt die Abhängigkeit von Kraft und Längenänderung. Sie wird im linearen Kurvenverlauf bestimmt gemäß der Formel $S = F_2 - F_1 / L_2 - L_1$. Die Steifigkeit ist bei gleicher Bandstärke abhängig von der Länge und Elastizität des Bandes. Die Bandfixation ist insofern von Bedeutung, als der Schlupf des Bandes in der Verankerung die Steifigkeit vermindert. Hinzu kommt bei Umlen-

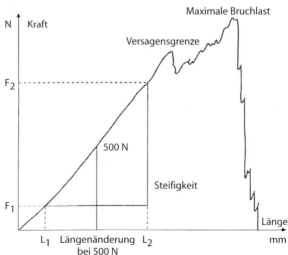

**Abb. 5.11.** Typisches Kurvenbild eines Zugkraft-Verformungs-Versuchs mit Darstellung aller gemessenen Parameter. Da die Präparate mit 15 N vorgespannt wurden, entfällt die „Anfahrsteifigkeit". Die Steifigkeit wurde graphisch ermittelt im linearen Kurventeil gemäß der Formel $S = \dfrac{F_2 - F_1}{L_2 - L_1}$

kung um Knochenkanten herum ein Einschneiden des Bandes in den Knochen (bone drift), wodurch ebenfalls die Steifigkeit herabgesetzt wird.
- Längenänderung bei definierter Krafteinwirkung (Elongation): Dieser Parameter ist von denselben Faktoren abhängig wie die Steifigkeit. Er dient als vergleichbarer Referenzwert für alle Versuchsreihen und wurde für menschliche Kniegelenke und Kunststoffemora bei 500 N, für Hundeknie bei 300 N gemessen. Aufgrund der bekannten freien Bandlänge kann auf diese Weise auch die Dehnung (prozentuale Längenänderung bezogen auf die Ursprungslänge) ermittelt werden.

### 5.1.3 Hystereseversuche – Versuchsaufbau und -durchführung

Zur Frage der Dauerbelastbarkeit wurden an Leichenknien und Kunststoffknochen Hysteresetests vorgenommen. Dabei wurden Band und Verankerung für 10.000 Zyklen Wechselbelastungen zwischen 300 und 1.000 N ausgesetzt. Die Zuggeschwindigkeit betrug 250 mm/min. In jeweils 8 Versuchen wurden Doppelklammer und Klemmhülse gegeneinander verglichen. War der Verbund nach 10.000 Zyklen noch intakt, so wurde anschließend eine lineare Zugbelastung bis zum Zerreißen mit einer Geschwindigkeit von 10 mm/min ausgeübt. Gemessen wurden die Anzahl der absolvierten Zyklen, die Dehnung des Bandes nach Abschluß der Hystereseversuche bzw. beim Versagen des Systems und die Versagensgrenze bei linearer Zugbelastung am Ende des Versuchs. Versagte der Knochen-Verankerung-Band-Verbund während der Dauerbelastung, wurden die Anzahl der erreichten Zyklen und die Art des Versagens (Bandruptur, Lockerung, Knochenbruch etc.) registriert.

## 5.2 Ergebnisse

### 5.2.1 Versagensgrenze

Die Versagensgrenze zeigte bei allen 3 Prüfmodellen ähnlich Verhältnisse (Abb. 5.12). Am schwächsten war die Haltekraft der Einzelklammer. Doppelklammer und Z-Technik zeigten in etwa gleich gute Werte. Die höchste Reißfestigkeit wurde in allen Fällen von der Klemmhülse erzielt. Im einzelnen betrugen die Werte am Leichenknie

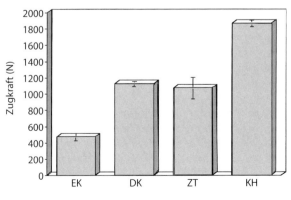

**Abb. 5.12.** Versagensgrenze der untersuchten Verankerungen am Leichenknie (In dieser sowie in den folgenden Graphiken sind die Mittelwerte mit dem mittleren Standardfehler dargestellt. *EK* Einzelklammer, *DK* Doppelklammer, *ZT* Z-Technik, *KH* Klemmhülse)

## 5.2 Ergebnisse

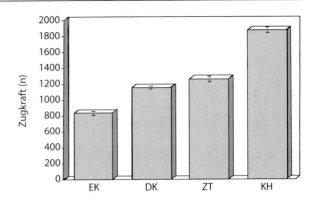

**Abb. 5.13.** Versagensgrenze der untersuchten Verankerungen am Kunststoffknochen

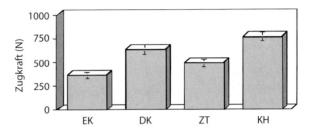

**Abb. 5.14.** Versagensgrenze der untersuchten Verankerungen am Hundeknie

für die Einzelklammer 473,5 ± 46,3 N, für die Z-Technik 1.074,4 ± 132,7 N, für die Doppelklammer 1.132,5 ± 26,5 N und für die Klemmhülse 1.866,1 ± 43,1 N.

Am Kunststoffknochen (Abb. 5.13) lag der Wert für die Einzelklammer mit 836,4 ± 22,4 N deutlich höher als am Leichenknie. Die Doppelklammer mit 1.151,0 ± 18,7 N und die Z-Technik mit 1.261,6 ± 33,9 N lagen im gleichen Bereich wie die Versuche am Leichenknie. Auch die Klemmhülse mit 1.874,1 ± 40,3 N erzielte nahezu die gleiche Haltekraft wie am Leichenknie.

Die Werte am Hundeknie (Abb. 5.14) lagen wegen der dort verwendeten kleineren Klammern, Klemmhülsen und dünnen Bänder niedriger, wiesen aber ähnliche Relationen auf. Hier betrug die Versagensgrenze bei der Einzelklammer 361,1 ± 30,1 N, bei der Doppelklammer 633,0 ± 53,7 N und bei der Z-Technik 489,0 ± 40,0 N. Auch in dieser Serie wies die Klemmhülse mit 763,8 ± 48,6 N die höchsten Werte auf. In der statistischen Prüfung zeigte die Klemmhülse signifikant bessere Haltekräfte als alle anderen Verankerungen.

### 5.2.2 Maximale Bruchlast

Bei den meisten Versuchen waren maximale Bruchlast und Versagensgrenze identisch, da das Ende des linearen Kurvenanstiegs gleichzeitig den höchsten Punkt der Kurve darstellte. Dies galt v. a. für die Versuche mit Klemmhülsen und Einzelklammern, während bei den Doppelklammern und der Z-Technik nach dem Ende des linearen Kurvenanstiegs und einem zwischenzeitlichen Abfall häufig wieder höhere Haltekräfte aufgebaut wurden.

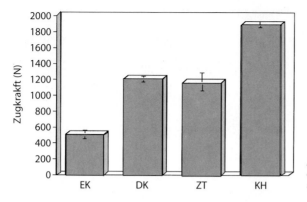

**Abb 5.15.** Maximale Bruchlast der untersuchten Verankerungen am Leichenknie

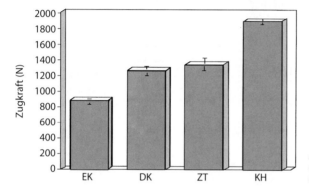

**Abb 5.16.** Maximale Bruchlast der untersuchten Verankerungen am Kunststoffknochen

Die maximale Bruchlast am Leichenknie (Abb. 5.15) betrug für die Einzelklammer 508,1 ± 51,1 N, für die Doppelklammer 1.210,1 ± 32,0 N, für die Z-Technik 1.160,0 ± 124,7 N und für die Klemmhülse 1.887,3 ± 51,1 N.

Die jeweiligen Werte am Kunststoffknochen (Abb. 5.16) wiesen für die Einzelklammer eine maximale Bruchlast von 881,6 ± 22,3 N, für die Doppelklammer 1.266,1 ± 49,4 N, für die Z-Technik 1.341,9 ± 81,9 N und für die Klemmhülse 1.889,1 ± 42,2 N auf.

Wie bei der Versagensgrenze lagen auch hier die Ergebnisse am Hundeknie (Abb. 5.17) niedriger bei ähnlichen Relationen. Die Einzelklammer zeigte eine maximale Bruchlast von 433,3 ± 32,4 N, die Doppelklammer von 783,6 ± 44,3 N, die Z-Technik von 588,9 ± 56,4 N und die Klemmhülse von 770,8 ± 46,7 N.

Die Signifikanzprüfung erbrachte am Leichenknie und am Kunststoffknochen signifikant höhere maximale Haltekräfte der Klemmhülse gegenüber der nächst besseren Verankerung, am Hundeknie bestanden keine signifikanten Differenzen zwischen Klemmhülse und Doppelklammer.

## 5.2 Ergebnisse

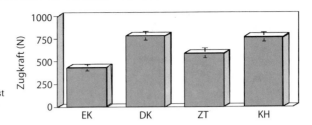

**Abb. 5.17.** Maximale Bruchlast der untersuchten Verankerungen am Hundeknie

### 5.2.3 Steifigkeit

Die freie Bandlänge zwischen den Fixationspunkten ist je nach Verankerungstyp unterschiedlich. Während Einzelklammer (109 mm) und Doppelklammer (110 mm) kaum Differenzen in der freien Bandlänge aufweisen, ist diese bei der Klemmhülse (91 mm) signifikant kürzer, bei der Z-Technik (182 mm) signifikant länger (s. Abb. 5.10). Die freie Bandlänge ist einer der Hauptfaktoren für die Steifigkeit des Knochen-Verankerung-Band-Verbunds. Des weiteren bedingt die Implantationstechnik bei Einzelklammer, Doppelklammer und Z-Technik ein Umlenken des Bandes um Knochenkanten. Dies führt bei Zugbelastung zu einer Usurierung des Knochens unter den Umlenkstellen (bone drift), was wiederum eine Verminderung der Steifigkeit zur Folge hat. Ein weiterer Faktor ist der Schlupf. Auch hier spielt die Verankerung mit ihren Haltekräften für das Band eine wesentliche Rolle. Insofern sind trotz Benutzung des gleichen Bandes (10-mm- bzw. 6-mm-Trevira-Band) in allen Testreihen für die Steifigkeit bei verschiedenen Verankerungen unterschiedliche Werte zu erwarten. Dies wurde an allen 3 Prüfmodellen bestätigt.

Am Leichenknie (Abb. 5.18) betrug die Steifigkeit der Einzelklammer 37,3 ± 3,8 N/mm, der Doppelklammer 40,1 ± 2,7 N/mm, der Z-Technik 37,8 ± 2,4 N/mm und der Klemmhülse 68,3 ± 4,6 N/mm.

Die gleichen Verhältnisse bestätigten sich am Kunststoffknochen (Abb. 5.19). Hier wurde die Steifigkeit des Systems bei Verwendung der Einzelklammer mit 38,9 ± 1,5 N/mm, der Doppelklammer mit 39,8 ± 4,8 N/mm, der Z-Technik mit 31,3 ± 0,5 N/mm und der Klemmhülse mit 51,9 ± 2,5 N/mm gemessen.

Am Hundeknie (Ab. 5.20) lagen, bedingt durch das dünnere Band, die Werte etwas niedriger, wiesen aber gleiche Verhältnisse auf. Hier betrug die Steifigkeit für die Ein-

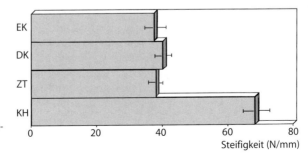

**Abb. 5.18.** Steifigkeit des Knochen-Verankerung-Band-Verbunds am Leichenknie

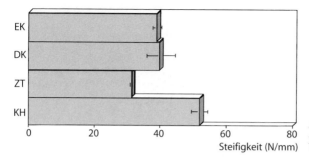

**Abb. 5.19.** Steifigkeit des Knochen-Verankerung-Band-Verbunds am Kunststoffemur

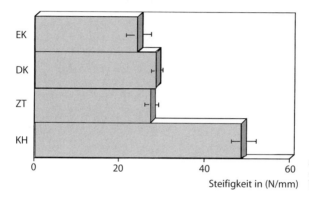

**Abb. 5.20.** Steifigkeit des Knochen-Verankerung-Band-Verbunds am Hundeknie

zelklammerversuche 24,4 ± 3,1 N/mm, für die Doppelklammer 28,5 ± 1,7 N/mm, für die Z-Technik 27,3 ± 2,0 N/mm und für die Klemmhülse 48,8 ± 3,4 N/mm. Auch hier zeigten die statistischen Auswertungen signifikant höhere Werte für die Klemmhülse gegenüber allen anderen Verankerungen.

### 5.2.4 Längenänderung und Dehnung

Dieser Parameter wird durch die selben Faktoren bestimmt wie die Steifigkeit. Es ging hier darum, festzustellen, welche Elongation das System Band-Verankerung im physiologischen Belastungsbereich erfährt (postoperative Physiotherapie und Aktivitäten des Alltagslebens), wobei für die großen Klemmhülsen bzw. Klammern und die 10-mm-Kunstbänder 500 N, für die kleineren Versionen 300 N festgelegt wurden. Ziel jedes Kreuzbandersatzes muß es sein, im physiologischen Belastungsbereich möglichst geringe Längenänderungen zu erfahren.

Am Leichenknie zeigte das mit der Einzelklammer fixierte Band bei 500 N Zugbelastung eine Längenänderung von 16,0 ± 1,5 mm (Abb. 5.21). Allerdings gingen in die Auswertung nur 4 von 8 Versuchen ein, da die übrigen Versuche die geforderte Zuglast von 500 N gar nicht erreichten. Bei der Doppelklammer betrug die Längenänderung 11,2 ± 0,9 mm, bei der Z-Technik 15,1 ± 0,8 mm. Das durch Klemmhülsen verankerte Band wies eine Elongation von 11,6 ± 1,3 mm auf.

## 5.2 Ergebnisse

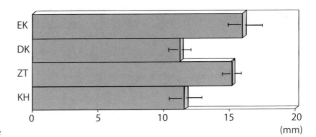

**Abb. 5.21.** Längenänderung bei 500 N Zug am Leichenknie

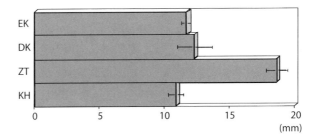

**Abb. 5.22.** Längenänderung bei 500 N Zug am Kunststoffknochen

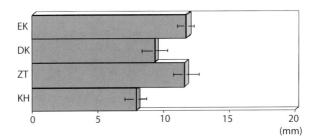

**Abb. 5.23.** Längenänderung bei 300 N Zug am Hundeknie

Die Dehnung betrug für die Einzelklammer 14,9 %, für die Doppelklammer 10,4 %, für die Z-Technik 8,3 % und für die Klemmhülse 12,7 %.

Die Längenänderung am Kunststoffemur wurde für die Einzelklammer mit 11,7 ± 0,3 mm, für die Doppelklammer mit 12,3 ± 1,4 mm, für die Z-Technik mit 18,6 ± 0,9 mm und für die Klemmhülse mit 10,9 ± 0,6 mm ermittelt (Abb. 5.22). In dieser Serie betrugen die Dehnungswerte für die Einzelklammer 9,7 %, für die Doppelklammer 10,2 %, für die Z-Technik 10,8 % und für die Klemmhülse 12,0 %.

Auch für die Parameter der Längenänderung und Dehnung lagen am Hundeknie die Werte in vergleichbaren Relationen (Abb. 5.23). Hier betrug die Elongation des 6-mm-Trevira-Bandes bei 300 N Zugbelastung der Einzelklammerserie 11,7 ± 0,6 mm, der Doppelklammer 9,3 ± 1,0 mm, der Z-Technik 11,6 ± 1,1 mm und der Klemmhülse 7,9 ± 0,8 mm. Die Banddehnung der Einzelklammerfixation belief sich auf 14,4 %, der Doppelklammer auf 11,0 %, der Z-Technik auf 9,6 % und der Klemmhülse auf 13,0 %.

**Tabelle 5.3.** Verankerungversuche Leichenknie

| Verankerung | Versagens-grenze [N] | Maximale Bruchlast [N] | Steifigkeit [N/mm] | ΔLänge/500 N [mm] | Dehnung [%] |
|---|---|---|---|---|---|
| Einzelklammer | 473,5±46,3 | 508,0±51,1 | 37,3±3,8 | 16,0±1,5 | 14,9 |
| Doppelklammer | 1132,5±26,5 | 1210,1±32,0 | 40,1±2,7 | 11,2±0,9 | 10,4 |
| Z-Technik | 1074,4±132,7 | 1160,0±124,7 | 37,8±2,5 | 15,1±0,8 | 8,3 |
| Klemmhülse | 1866,1±43,1 | 1887,3±51,1 | 68,3±4,6 | 11,0±1,3 | 12,7 |

**Tabelle 5.4.** Verankerungsversuche Kunststoffemur

| Verankerung | Versagens-grenze [N] | Maximale Bruchlast [N] | Steifigkeit [N/mm] | ΔLänge/500 N [mm] | Dehnung [%] |
|---|---|---|---|---|---|
| Einzelklammer | 836,4±22,2 | 881,6±22,3 | 38,9±1,5 | 11,7±0,3 | 9,7 |
| Doppelklammer | 1151,0±18,7 | 1266,1±49,4 | 39,8±4,8 | 12,3±1,4 | 10,2 |
| Z-Technik | 1261,6±33,9 | 1341,9±81,9 | 31,3±0,5 | 18,6±0,9 | 10,8 |
| Klemmhülse | 1874,1±40,3 | 1889,1±42,2 | 51,9±2,5 | 10,0±0,6 | 12,0 |

**Tabelle 5.5.** Verankerungsversuche Hundeknie

| Verankerung | Versagens-grenze [N] | Maximale Bruchlast [N] | Steifigkeit [N/mm] | ΔLänge/300 N [mm] | Dehnung [%] |
|---|---|---|---|---|---|
| Einzelklammer | 361,1±30,1 | 433,4±32,4 | 24,4±3,1 | 11,7±0,6 | 14,4 |
| Doppelklammer | 633,0±53,7 | 783,6±44,3 | 28,5±1,7 | 9,3±1,0 | 11,0 |
| Z-Technik | 489,0±40,0 | 588,9±56,4 | 27,3±2,0 | 11,6±1,1 | 9,6 |
| Klemmhülse | 763,8±48,6 | 770,8±46,7 | 48,8±3,4 | 7,9±0,8 | 13,0 |

Die Messungen der Längenänderung zeigten keine signifikanten Differenzen zwischen den durch Doppelklammer bzw. Klemmhülse verankerten Bändern.

Die Ergebnisse aller Versuche sind für die einzelnen Prüfmaterialien (Leichenknie, Kunststoffknochen und Hundeknie) nochmals tabellarisch zusammengefaßt (Tabelle 5.3 – 5.5).

### 5.2.5 Versagensmuster

Bei den linearen Zugversuchen wies jede Verankerungstechnik ein typisches Versagensmuster auf, das sich durch die Art der Fixation, durch die einwirkenden Hebelkräfte, die Bandführung und Bandbeschaffenheit sowie durch die Lage am Knochen erklären ließ.

#### 5.2.5.1 Einzelklammer

Das Kurvenbild der Einzelklammerverankerung zeigt typischerweise ein sägezahnartiges Versagensmuster. Nach einem linearen Anstieg der Kraft-Längenänderungs-Kurve kommt es zu einem plötzlichen Abfall der Haltekraft. Dies ist bedingt durch das ruckweise Durchrutschen des Bandes unter der Klammer. Die Bandhaltezähne

## 5.2 Ergebnisse

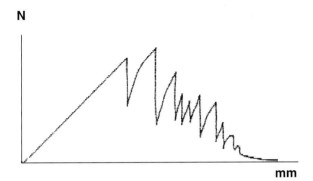

**Abb. 5.24.** Typisches sägezahnartiges Versagensmuster der Einzelklammerfixation

gleiten durch die Kettenfäden des Bandgewebes hindurch und führen zu einem Aufstauchen der Schußfäden. Dadurch wird wieder erneute Haltekraft aufgebaut. Es kommt zu einem erneuten linearen Kraftanstieg, allerdings bis zu einer geringeren Höhe als vor dem ersten Durchrutschen. Das geschädigte Band kann der Zugkraft weniger Widerstand entgegensetzen und rutscht erneut ruckartig durch. Dieser Vorgang wiederholt sich mehrfach bis zum völligen Durchgleiten des Bandes unter der Klammer, so daß das typische Sägezahnbild resultiert (Abb. 5.24).

In einzelnen Versuchen kam es auch zu einem Herausdrehen der Klammern aus dem Knochen, wobei die Klammer verformt wurde bzw. brach (Abb. 5.25, 5.26).

Unter den Umlenkstellen des Bandes um Knochenkanten herum konnte in mehreren Fällen unter Zug ein Einschneiden beobachtet werden. Dieses als „bone drifting" bezeichnete Phänomen ist auch klinisch bekannt und führt durch eine relative Bandverlängerung zu einer Insuffizienz der Kreuzbandplastik (Abb. 5.27).

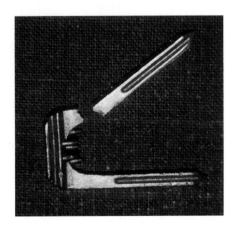

**Abb. 5.25.** Gebrochene Klammer am Ende des Versuchs

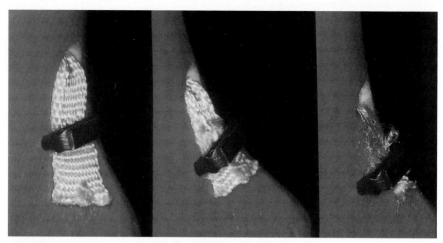

**Abb. 5.26.** Sukzessives Durchrutschen des Bandes unter der Einzelklammer am Beispiel des Kunststoffknochens. Man erkennt die erhebliche Schädigung des Kunstbandes beim „Auskämmen" durch die Zähne der Klammer

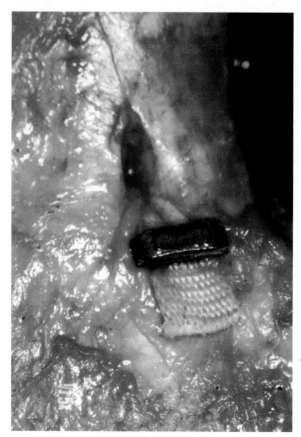

**Abb. 5.27.** „Bone drifting". Unter Zugbelastung schneidet das Band durch den Knochen an einer Umlenkstelle. In vivo kommt es an dieser Stelle zur Knochenresorption

## 5.2 Ergebnisse

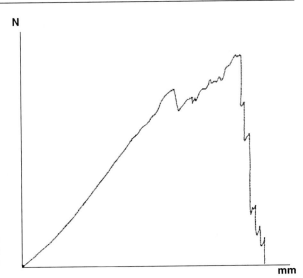

**Abb. 5.28.** Typische Kurvenform der Ausreißversuche mit der Doppelklammer mit 2 deutlich erkennbaren Spitzen für die Versagensgrenze und die maximale Bruchlast

### 5.2.5.2 Doppelklammer

Das unter 2 Klammern in „Gürtelschnallentechnik" eingebrachte Band zeigte bei Zugbelastung zunächst ebenfalls einen linearen Kurvenanstieg (Abb. 5.28). Typischerweise kam es an der Versagensgrenze zu einem geringfügigen Durchrutschen des Bandes unter der Klammer. Der weitere Zug bewirkte dann jedoch eine konsekutive Verformung der distalen Klammer, die durch den Knochen hindurch schnitt, bis sie sich auf der proximalen Klammer abstützte. Jetzt wurde das Band zusätzlich zwischen beiden Klammern eingeklemmt, so daß bei weiterem Zug deutlich höhere Haltekräfte aufgebaut wurden. Somit lag die maximale Bruchlast bei diesen Versuchen häufig signifikant höher als die Versagensgrenze. Letztendlich riß das durch die Klammerzähne geschädigte Band im Bereich der Verankerung.

In einzelnen Versuchen kam es sowohl bei den Leichenknochen als auch bei den Kunststoffknochen zu einem Bruch des Knochens an der Klammereinschlagstelle, analog zu der klinisch beoachteten supracondylären Fraktur (s. Abb. 4.6) im Bereich von 3 Klammern.

### 5.2.5.3 Z-Technik

Bedingt durch die doppelt transossäre Bandführung war die freie Bandlänge bei dieser Versuchsreihe erheblich länger. Zusätzlich wurde das Band um mehrere Knochenkanten umgelenkt. Aufgrund der bandlängenbedingten Dehnbarkeit war der Kurvenanstieg bei diesen Versuchen deutlich flacher (Abb. 5.29). Als Schwachpunkt erwies sich die Knochenbrücke zwischen den schrägen und den horizontalen Bohrkanälen. Das über diese Brücke verlaufende Band durchbrach bei zunehmender Kraft die Kortikalis und schnitt in die Spongiosa des Knochens ein (Abb. 5.30). Dadurch kam es nach dem linearen Anstieg zu einem allmählichen Abfall der Kurve. Hatte das Band die Spongiosa zusammengepreßt und einen nahezu geradlinigen Verlauf ent-

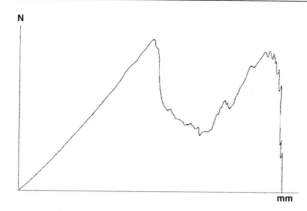

**Abb. 5.29.** Typische Zugkraft-Verformungs-Kurve der doppelt transossären Bandführung (Z-Technik) mit 2 Gipfeln und dazwischenliegendem Tal

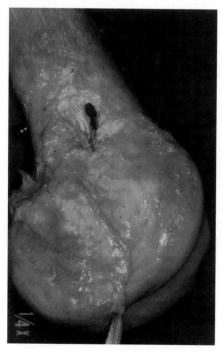

**Abb. 5.30.** Einbruch der Knochenbrücke zwischen den beiden femoralen Bohrkanälen bei der Z-Technik

wickelt, bauten sich wieder größere Haltekräfte auf und es entstand ein zweiter Buckel, so daß die Kurve typischerweise die Form eines Kamelrückens annahm (Abb. 5.29, 5.30).

Wenn die Knochenbrücke nicht einbrach, war das Versagensmuster der Z-Technik ähnlich dem der Einzelklammer.

## 5.2.5.4 Klemmhülse

Wurde das durch die Klemmhülse fixierte Band mit linearem Zug belastet, so zeigte auch hier das Längen-Dehnungs-Diagramm zunächst einen linearen Kurvenanstieg (Abb. 5.31). Dieser war steiler und sehr viel länger als bei den übrigen Fixationstechniken. In aller Regel kam es zu einem abrupten Versagen, indem das Band an der Austrittsstelle aus der Klemmhülse riß. Die Charakteristik dieser Kurve glich am ehesten der des natürlichen Kreuzbandes, das bei linearen Zugversuchen ebenfalls einen geradlinigen Anstieg bis zum abrupten Zerreißen aufweist.

Während der Kraftaufnahme wurde der Klemmstift langsam in die Hülse hineingezogen und zog das Band immer fester. Die dabei auftretenden Quetschungen des Bandes führten bei den sehr hohen einwirkenden Kräften zu einer Beschädigung, so daß neben dem Querriß an der Austrittsstelle des Bandes Längsrisse des Bandabschnitts vorlagen, der in der Klemmhülse eingeklemmt war (Abb. 5.32). Allerdings war die Bandschädigung geringer als bei den übrigen Verankerungstechniken. Bei allen Versuchen stellte das Band das schwächste Glied der Verankerungskette dar. In keinem Fall ließ sich eine Verformung oder sonstige Schädigung der Klemmhülse nachweisen. Auch die Knochen blieben in allen Fällen intakt.

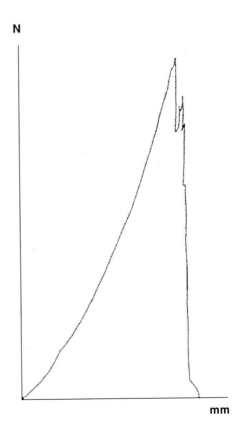

**Abb. 5.31.** Typische Kurve der Ausreißversuche der Klemmhülsenfixation mit steilem Anstieg und abruptem Versagen

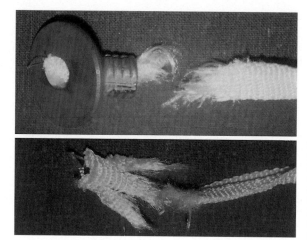

**Abb. 5.32.** Form des Bandrisses bei der Klemmhülsenfixation. Neben dem Querriß an der Austrittsstelle des Bandes aus der Klemmhülse stellen sich nach Entfernung des Klemmstifts zusätzliche Längsrisse innerhalb des Klemmhülsenschafts dar

### 5.2.6 Hystereseversuche

Bei den Dauerbelastungsversuchen wurden die einwirkenden Kräfte an der Universalprüfmaschine so eingestellt, daß der Knochen-Verankerung-Band-Verbund zunächst bis 1.000 N linear belastet wurde. Dann wurde die Belastung auf 300 N abgesenkt und wieder erneut auf 1.000 gesteigert. Dabei kam es zu einer allmählichen Elongation des Bandes, so daß die Kurve langsam nach rechts wanderte (Abb. 5.33). Zusätzlich erweiterte sich bei unveränderter Einstellung die Amplitude, so daß sie gegen Ende der vorgesehenen 10.000 Zyklen zwischen etwa 250 und 1.250 N schwankte.

War das Prüfmodell am Ende der 10.000 Zyklen noch intakt, wurden Versagensgrenze und maximale Bruchlast durch Fortsetzung des linearen Zugs ermittelt. In den meisten Fällen kam es zu einer Ruptur vor Beendigung der 10.000 Zyklen.

Am Leichenknie versagte die Doppelklammer nach durchschnittlich 1.200 ± 533 Zyklen, die Klemmhülse nach durchschnittlich 5.296 ± 1.050 Zyklen. Dabei hatte sich zum Zeitpunkt des Versagens bei der Doppelklammer eine Bandverlängerung um 25,4 %, bei der Klemmhülse eine Bandverlängerung um 25 % ergeben. In der Versuchsreihe Leichenknie erreichte kein Doppelklammer- und nur ein Klemmhülsenversuch die eingestellten 10.000 Zyklen, die anschließende lineare Belastung erbrachte eine maximale Bruchlast von 1.873 N (Abb. 5.34).

Am Kunststoffknochen betrug die Dauerbelastbarkeit von Band und Doppelklammer durchschnittlich 3.274 ± 1.066 Zyklen, von Band und Klemmhülse 7.036 ± 1.222 Zyklen. Bei der Doppelklammer hielt ein Versuch die geforderten 10.000 Zyklen durch, hier betrug die maximale Bruchlast bei linearer Zugbelastung am Versuchsende 1.301 N (Abb. 5.35). Von den Klemmhülsenversuchen erreichten 4 die volle Zahl der 10.000 Zyklen, dabei betrug die durchschnittliche Bruchlast 1.917 ± 89 N. Die Bandverlängerung am Ende der Versuchsreihe betrug bei den Doppelklammerversuchen 23 %, bei den Klemmhülsenversuchen 31 %.

Die anfangs von 300–1.000 N eingestellte Zugamplitude erweiterte sich bei den Hystereseversuchen Doppelklammer/Leichenknie auf durchschnittlich 262–1.191 N,

## 5.2 Ergebnisse

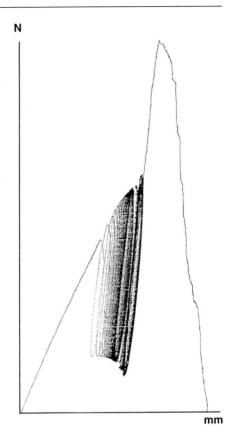

**Abb. 5.33.** Typischer Kurvenverlauf der Hystereseversuche. Man erkennt das Rechtswandern der Kurve während der 10.000 Hysteresezyklen mit gleichzeitiger Erweiterung der Amplitude. Nach Abschluß der Wechselbelastung erfolgte die Zugdehnung bis zum Bruch. Durch die Vordehnung ist in diesem Kurvenabschnitt der Anstieg (= Steifigkeit) steiler

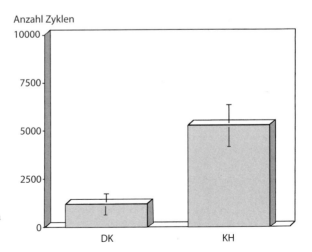

**Abb. 5.34.** Hystereseversuche am Leichenknie (die Höhe der Säulen gibt die durchschnittliche Anzahl der durchgestanden Belastungszyklen – mit mittlerem Standardfehler – an)

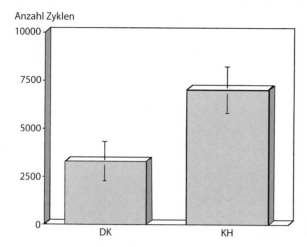

**Abb. 5.35.** Hystereseversuche am Kunststoffknochen

Klemmhülse/Leichenknie 229–1.301 N, Doppelklammer/Kunststoffknochen 278–1.049 N und Klemmhülse/Kunststoffknochen 243–1.320 N.

Die statistische Prüfung zeigte in allen Hystereseversuchen eine signifikant längere Standfestigkeit der Klemmhülse gegenüber der Doppelklammer.

# 6 Diskussion

## 6.1 Zur klinischen Studie

### 6.1.1 Indikation, Wahl des Bandes, Implantationsprinzipien

Die Rekonstruktion kreuzbandinsuffizienter Kniegelenke stellt nach wie vor ein erhebliches chirurgisches Problem dar. Aufgrund der zu Beginn der Studie bekannten Tatsachen erschien es gerechtfertigt, ein synthetisches Band zum Schutz genähter bzw. reinserierter Kreuzbänder nach frischen Rupturen und als Bandprothese bei mehrfach voroperierten chronischen Komplexinstabilitäten zu implantieren. Da es sich bei der Verwendung alloplastischer Materialien in der Bandchirurgie um eine erst seit wenigen Jahren bestehende Technik handelte, deren mittel- und langfristige Ergebnisse noch nicht vorlagen und somit zahlreiche offene Fragen aufwarfen, führten wir regelmäßige jährliche Nachuntersuchungen sowie eine detaillierte Abschlußuntersuchung der in der Studie eingeschlossenen Patienten durch. Da besonders am Kniegelenk Frühergebnisse nur eine geringe Aussagekraft hinsichtlich des Langzeitresultats haben, wird international heutzutage eine 2jährige Nachbeobachtungszeit gefordert (Hefti u. Müller 1993), bevor eine Veröffentlichung gerechtfertigt erscheint. Diesem Umstand trägt die hiesige Untersuchung Rechnung, da für die akut versorgten Kreuzbandrupturen das durchschnittliche Nachbeobachtungsintervall 3,3 Jahre, für die chronischen Kreuzbandinsuffizienzen sogar 4,4 Jahre beträgt.

Die Anfang 1986 getroffene Wahl, als synthetisches Band das Trevira-hochfest-Ligament zu verwenden, beruhte auf mehreren Gründen. Vor allem war es wichtig, ein Band zu finden, welches sowohl zur Nahtprotektion als auch zum Einsatz als Prothese geeignet war. Damit schieden diejenigen alloplastischen Ligamente aus, die von vorne herein nur für eine der beiden Funktionen konzipiert waren. Das zu jener Zeit verfügbare 10-mm-Trevira-Band hatte eine hohe Reißfestigkeit von etwa der doppelten Stärke des körpereigenen Kreuzbandes. Die übrigen mechanischen Eigenschaften wie Dehnbarkeit, Steifigkeit, Elastizität und Kriechverhalten kamen denen des menschlichen Kreuzbandes sehr nahe, insbesondere wenn das Band in gewendelter Form implantiert wurde. Im Gegensatz zu einigen anderen Kunstbändern ermöglichte das Trevira-Band die von uns für erforderlich gehaltene Implantierbarkeit in der Zweikanaltechnik, da nur auf diese Weise die Anforderungen an eine isometrische Bandplazierung sichergestellt wurden. Dies wurde durch spätere experimentelle Arbeiten zur Biomechanik der Kniebänder bestätigt, die mit Hilfe exakter anatomischer Untersuchungen und computergesteuerter Kniegelenksimulatoren nachweisen konnten, daß die Isometrie im wesentlichen von den anteromedialen Fasern des VKB als „Führungsstruktur" gewährleistet wird, und daß demzufolge der optimale Ort für ein transossäres Bohrloch möglichst proximal am anterosuperioren Rand des physiologischen Bandursprungs liegen sollte (Friederich et al. 1992; Kiefer et al. 1992).

Dieser Punkt war von uns ohne Kenntnis dieser erst 6 Jahre später erschienen Publikationen als Insertionsstelle des Kunstbandes gewählt worden (s. Abb. 3.6 und 3.7). Der Verlauf des synthetischen Bandes zwischen diesen beiden Isometriepunkten bedingt die geringsten Längen- und Spannungsänderungen und damit die geringste mechanische Belastung im gesamten Bewegungsablauf. Das synthetische Band übernimmt somit die Funktion des „Leitbündels" das von endgradiger Streckung bis zur maximalen Beugung unter einer gewissen Grundspannung steht. Bestünde an irgendeinem Punkt des Bewegungszyklus eine Erschlaffung des Kunstbandes, so würde dies Translationsbewegungen in a.-p.-Richtung zulassen. Diese Kniegelenklaxität hätte zum einen eine Belastung der sekundären Gelenkstrukturen wie Knorpel und Menisken zur Folge, zum 2. würde – bei Implantation des synthetischen Bandes als Nahtprotektion – die alleinige Lastübernahme durch das genähte körpereigene Band bis zur Straffung des Kunstbandes eine Elongation bzw. eine Gefährdung der Naht bedingen, und 3. käme es durch die a.-p.-Translation zu Zug- und Stauchungskräften auf das synthetische Material mit entsprechender mechanischer Schädigung.

Das Trevira-Band wies trotz seiner großen Festigkeit relativ geringe Ausmaße auf, so daß es als Zusatzimplantat neben dem reinserierten körpereigenen Kreuzband eingezogen werden konnte. Die bis dahin bekannten, in Tierversuchen ermittelten biologischen und chemischen Eigenschaften waren ausgezeichnet, zudem war die Grundsubstanz Polyethylenterephthalat seit Jahren in der Gefäß- und Wirbelsäulenchirurgie problemlos angewandt worden (H. Contzen 1983; Contzen 1983 a, b; Contzen 1985; Seedhom 1988).

### 6.1.2 Diagnostik

Vordere Kreuzbandrupturen stellten bis vor wenigen Jahren ein großes diagnostisches Problem dar und wurden zu 60 % trotz frühzeitiger ärztlicher Untersuchung nicht erkannt (Blauth u. Helm 1988). Inzwischen ist das Wissen um Kniebinnenverletzungen deutlich erweitert und insbesondere das Gespür für Kreuzbandrupturen geschärft worden, so daß heutige Erhebungen bessere diagnostische Raten erbringen dürften.

Dennoch kann die Befunderhebung frisch verletzter Kniegelenke aufgrund der schmerzbedingten Verspannungen und Abwehrreaktionen des Patienten schwierig sein, während bei der chronischen Kreuzbandinsuffizienz die Diagnose in aller Regel leicht zu stellen ist. Eines der Leitsymptome der akuten Kreuzbandruptur ist der Hämarthros, der immer auf eine schwere Kniebinnenverletzung hindeutet. Bei einem blutigen Gelenkerguß ist in über 70 % eine VKB-Ruptur die Ursache (Noyes et al. 1980; Casteleyn et al. 1988; Neumann et al. 1991), wobei der Anteil der isolierten Rupturen des VKB zwischen 20 % und 35 % angegeben wird (Knaepler et al. 1990). In unserem Krankengut fand sich exakt 1/3 isolierte Kreuzbandrisse (29/87), 2/3 gingen mit Begleitverletzungen einher. Ein Hämarthros bestand bei den Frischverletzten in 61 %, hinzu kam in 5 % ein blutig tingierter, vorwiegend seröser Erguß. Bei den chronisch instabilen Kniegelenken war der blutige Gelenkerguß die Ausnahme. Er trat nur in 4 Fällen (13 %) auf, die kurz zuvor eine frische Giving-way-Episode erlitten hatten.

Pathognomonisch für die VKB-Ruptur ist die vermehrte ventrale Translation im Vergleich zur Gegenseite. Diese Untersuchung ist am aussagekräftigsten in Extensionsnähe (Lachman-Test) und erlaubt bei Lachman ++ oder +++ in aller Regel die klinische Diagnose. In unserem Patientenkollektiv wurde in der Gruppe der chronischen Instabilitäten bei 87 % und in der akuten Gruppe bei 78 % die Diagnose allein aufgrund der prästationären klinischen Untersuchung gestellt. In unklaren Fällen (Lachman + oder negativ) kann die Untersuchung in Narkose, wie wir sie in allen Fällen präoperativ vorgenommen haben, weiterhelfen (Donaldson et al. 1985). Auf diese Weise wurden in der chronisch instabilen Gruppe die restlichen 4 (13 %), in der frischverletzten Gruppe 10 (18 %) weitere VKB-Rupturen gesichert, so daß lediglich 2 akute Kreuzbandrisse (4 %) erst durch die Arthroskopie aufgedeckt wurden. Dies bestätigt einmal mehr, daß bei exakter Untersuchung die Diagnose der VKB-Ruptur klinisch (ggf. unter Narkose) und nicht arthroskopisch gestellt wird (Knaepler et al. 1990), und daß der Arthroskopie mehr Bedeutung als therapeutische Maßnahme zur Sanierung mitverletzter Sekundärstrukturen zukommt. Dennoch ist auch die Arthroskopie für Verletzungen der Kreuzbänder von diagnostischem Wert, da sie vor der Arthrotomie Auskunft geben kann über die Rupturlokalisation und über den Zustand der Bandstümpfe. Durch diese Kenntnis wird das weitere operationstaktische Vorgehen beeinflußt, insbesondere, wenn – wie in unserer Studie – die Kreuzbandreinsertion bei endständigen Rupturen und brauchbaren Stümpfen eines der Therapieverfahren darstellt.

Auch die instrumentelle Stabilitätsuntersuchung mit dem KT 1000 kann zur Diagnosesicherung nur Hilfestellung leisten, da sie lediglich die reine a.-p.-Translation, nicht aber Rotationsinstabilitäten erfassen kann. Weitere Qualitäten wie Härte des Anschlags am Endpunkt, Unterscheidung zwischen vorderer und hinterer Verschieblichkeit oder laterale Subluxationsphänomene (pivot-shift) sind nur manuell zu erheben. Dennoch ist die instrumentelle Stabilitätsmessung für wissenschaftliche Untersuchungen, die die Stabilität objektivieren und im Verlauf dokumentieren müssen, unverzichtbar.

### 6.1.3 Operationstechnik: Beurteilung, Fehlermöglichkeiten

Der Eingriff wurde bis auf 2 Fälle, in denen das Kunstband arthroskopisch implantiert wurde, als Arthrotomie oder Miniarthrotomie durchgeführt. Dabei wurde der laterale parapatellare Zugang gewählt. Nach Literaturangaben besteht beim lateralen Zugang zwar eine stärkere Störung der Durchblutung als bei der medialen Inzision (Hassenpflug 1986), aber es wird v. a. eine geringere Rate an peripatellaren Dysästhesien sowie eine geringere Schädigung des N. femoralis und des medialen Artikularnervs beschrieben (Berg u. Mjöberg 1991; Wening et al. 1993). Dennoch sind auch in unserem Krankengut insgesamt 13mal Sensibilitätsstörungen als Folge einer Hautnervenläsion beobachtet worden. Mit großer Wahrscheinlichkeit läßt sich diese Komplikation durch ein arthroskopisches Vorgehen beim Kreuzbandersatz vermeiden (Rodeo et al. 1993). Ansonsten wurden in mehreren kontrollierten Studien keine Vorteile intra- oder postoperativ zwischen Arthroskopie und Miniarthrotomie gefunden (Gillquist u. Odensten 1988; Hardin et al. 1991). Die arthroskopische Kreuzbandplastik dauerte lediglich signifikant länger. Allerdings gibt es eine Mitteilung, daß in der direkten postoperativen Phase (während der ersten 3–5 Tage) bei der arthroskopischen Implantationstechnik ein geringerer Schmerzmittelverbrauch zu verzeichnen ist (Kohn 1993). Die geringere Rate an Hautnervenläsionen und die reduzierte Schmerzinduktion wird uns veranlassen, in Zukunft vermehrt die arthroskopische Kreuzbandplastik durchzuführen.

Hinsichtlich des Operationszeitpunktes frisch rupturierter Kreuzbänder besteht ein gewisses Dilemma. Der Versuch der Bandnaht bzw. -reinsertion erfordert ein möglichst frühzeitiges Vorgehen, da das rupturierte Band schrumpft und eine isometrische Refixation bereits nach wenigen Tagen bis Wochen nicht mehr möglich ist. Das lange Zeit gültige Credo Palmers „The golden opportunity is the early operation" (Palmer 1938) wurde erst in letzter Zeit durch mehrere Berichte in Frage gestellt, die eine erhöhte Arthrofibroserate bei der Frühversorgung beschreiben (Mohtadi et al. 1991; Shelbourne et al. 1991; Harner et al. 1992). Dies wird durch unsere Resultate bestätigt, da 7 von 8 Fällen mit postoperativer Arthrofibrose aus der Gruppe der akut versorgten Kreuzbandrupturen innerhalb der ersten 2 Wochen nach dem Unfall operiert worden sind. Allerdings läßt sich bei frühzeitiger arthroskopischer Arthrolyse das Bewegungsdefizit und somit das Endergebnis in der Regel merklich verbessern. Wahrscheinlich ist es am günstigsten, die Protektionsnaht der Kreuzbandruptur in der 3. bis 4. Woche durchzuführen. Die 4 Arthrofibrosen bei den „salvage procedures" chronisch instabiler Gelenke waren im wesentlichen nicht auf das Operationstrauma zurückzuführen, sondern bestanden bereits präoperativ. Trotz intraoperativer Arthrolyse kam es zu erneuten Verwachsungen mit entsprechender Funktionseinschränkung.

Eine zusätzliche extra-artikuläre Stabilisation wurde bei keinem unserer Patienten vorgenommen. Allerdings wurden Rupturen oder Insuffizienzen der Kollateralbänder und der ligamentären Kapselstrukturen operativ angegangen. Sowohl nach klinischen als auch nach experimentellen Untersuchungen ist die extraartikuläre Stabilisierung, z.B. durch Traktustenodese oder Pes-anserinus-Transfer, weder allein noch als additive Maßnahme von wesentlicher Bedeutung (Brunet et al. 1987; Kurosawa et al. 1991; Larsen et al. 1991; Lipscomb et al. 1992; Vail et al. 1992; Amis u. Scammel 1993). Auch die Annahme, daß durch eine extraartikuläre Maßnahme ein Pivot-shift-Phänomem verhindert werden könnte, hat sich nicht bestätigt (Jonsson u. Dahlstedt 1985). Vielmehr beweisen die guten Stabilisierungsergebnisse unserer Operationstechnik einmal mehr, daß die Ausweitung des Eingriffs auf eine extraartikuläre Zusatzoperation keinen Sinn macht und deswegen verlassen werden sollte.

### 6.1.4 Analyse der Versager, Fremdkörperreaktion

Eine der offenen Fragen war, ob die – zumindest theoretisch – isometrisch günstigere Zweikanaltechnik zu einer erhöhten Rupturrate durch Scheuereffekte des Bandes an der Knickstelle beim Eintritt in den femoralen Kanal führen würde. Nahezu zeitgleich mit unserer Studie wurden andere Kunstbandstudien durchgeführt, die das synthetische Band wegen der vermeintlich geringeren Scheuerbelastung „over the top" einzogen (Pässler et al. 1987, 1992; Schabus 1988). Durch die nunmehr vorliegenden Ergebnisse kann eine höhere Rupturrate der Zweikanaltechnik nicht bestätigt werden. In unserem Krankengut sind 10 der 77 nachuntersuchten Bänder gerissen. Dies entspricht einer Rupturrate von 13 % in 3,7 Jahren und ist damit nahezu identisch mit den Ergebnissen von Boszotta, der mit dem gleichen Band nach 29,4 Monaten durchschnittlicher Implantationszeit in der Zweikanaltechnik eine Rupturrate von 12 % ermittelte (Boszotta et al. 1993). Die Resultate unterscheiden sich nicht signifikant

## 6.1 Zur klinischen Studie

von der Rupturrate der Over-the-top-Technik, die für einen Zweijahreszeitraum bei 10 % lag (Schabus 1988 b).

In einer prospektiven Multicenterstudie, in der ein anderes synthetisches Band (Dacron) bei ansonsten gleichen Bedingungen in 30 Fällen in der Zweikanaltechnik (Technik A) und in 54 Fällen „over the top" (Technik B) eingezogen worden war, lag nach 6,5 Jahren die Rupturrate der Technik A bei 27 ,%, die der Technik B bei 41 %. Diese Ergebnisse wiesen zwar keine statistische Signifikanz auf, belegten aber eindeutig, daß bei der Zweikanaltechnik auf keinen Fall eine höhere Rupturgefahr besteht als bei der Over-the-top-Bandführung. Besonders interessant ist in der oben genannten Studie die Tatsache, daß im Zweijahresergebnis die Versagensrate von Technik A bei 24 % gelegen hatte, von Technik B bei 20 % (Wilk u. Richmond 1993). Dies läßt den Schluß zu, daß in der Zweikanaltechnik der größte Teil der Rupturen in den ersten beiden Jahren vorkommt, danach aber keine wesentlichen Versager mehr zu erwarten sind, während in der Over-the-top-Technik eine kontinuierliche Rupturinzidenz über den gesamten Beobachtungszeitraum vorliegt. Auch bei unseren Patienten traten 60 % der Rupturen innerhalb der ersten 14 Monate auf. Dann folgte eine rupturfreies Intervall von 35 Monaten mit einem anschließenden weiteren Gipfel um das fünfte Jahr herum (49. bis 62. Monat), wobei die Hauptursachen dieser Spätrupturen neue adäquate Traumen und Materialermüdung waren.

Gillquist hat als Hauptursachen der Rupturen künstlicher Kreuzbänder 2 Faktoren ermittelt:

- eine fortbestehende mediale Instabilität,
- eine nicht isometrische Plazierung (Gillquist u. Odensten 1993).

Der zweite Punkt wird auch in unserem Krankengut durch die Tatsache bestätigt, daß Fehlpositionierungen die Hauptursache der Rupturen darstellen, und daß demzufolge die häufigste Lokalisation der Rißstellen in der Zweikanaltechnik am femoralen Eintrittspunkt des Bandes liegt. In unserem Krankengut betraf diese Lokalisation 7 der 10 rupturierten Bänder (70 %), bei Boszotta waren es 15 von 18 (88 %) (Boszotta et al. 1993). Dies beweist erneut die Notwendigkeit, neben der exakt isometrischen Plazierung die intraartikulären Eintrittsstellen der Bohrlöcher sorgfältigst zu glätten und abzurunden, um mögliche Scheuereffekte so gering wie möglich zu halten. Die Bedeutung der Isometrie gilt im übrigen nicht nur für alloplastische Bänder, sondern auch für „biologische" Bandplastiken. So wurde an Leichenknieversuchen mit Patellarsehnenplastiken nachgewiesen, daß bei anschließender kontinuierlicher passiver Bewegung alle nicht isometrisch eingebrachten Transplantate gelockert oder gerissen waren (O'Meara et al. 1992).

Insgesamt weist das Trevira-Band im Literaturvergleich eine erfreulich niedrige Rupturrate auch bei längeren Beobachtungszeiträumen auf (Tabelle 6.1).

Die Scheuerstellen bedingen nicht nur eine mechanische Schwächung des synthetischen Bandes, sie sind auch die Hauptursache der Fremdkörperreaktion. Im Prinzip sind derartige Fremdkörperreaktionen eine normale Antwort des Organismus auf jedes alloplastische Material, wie dies von Untersuchungen an Nahtmaterial und künstlichem Gelenkersatz hinreichend bekannt ist. Es geht somit nicht um die Frage der Fremdkörperreaktion an sich, sondern darum, Ausmaß, Lokalisation und ursächliche Faktoren für die Fremdkörperreaktion zu ermitteln. Hier zeigten unsere Untersuchungen an explantierten Bändern eine eindeutige Korrelation zwischen der

**Tabelle 6.1.** Rupturraten verschiedener synthetischer Kreuzbandplastiken im Literaturvergleich (*chron* chronisch)

| Autor [Jahr] | Patientengut [n] | Alloplastisches Band | Nachuntersuchungszeit [Monate] | Rupturrate [%] |
|---|---|---|---|---|
| Jenny (1991) | Chron (14) | Proflex | 20 | 7,1 |
| Boszotta (1993) | Akut/chron (450) | Trevira | 29 | 12,0 |
| Paulos (1992) | Akut/chron (188) | Gore-Tex | 48 | 12,2 |
| Barrett (1993) | Chron (40) | Dacron | 47.5 | 12,5 |
| Eigene Studie (1993) | Akut/chron (77) | Trevira | 44.5 | 13,0 |
| Dahlstedt (1990) | Chron (18) | Gore-Tex | 36 | 16,7 |
| Andersen (1992) | Chron (54) | Dacron | 34 | 18,5 |
| Gillquist (1993) | Chron (69) | Dacron | 60 | 23,2 |
| MacNicol (1991) | Chron (20) | Leeds-Keio | 24–48 | 31,3 |
| Jenny (1991) | Chron (19) | Leeds-Keio | 20 | 35,0 |
| Richmond (1992) | Chron (35) | Dacron | 50 | 37,1 |
| Wilk (1993) | Akut/chron (84) | Dacron | 78 | 37,5 |
| Jenny (1991) | Chron (36) | Dacron | 28 | 37,5 |
| Lopez-Vazquez (1991) | Akut/chron (54) | Dacron | 24–60 | 48,1 |

Fremdkörperreaktion und der mechanischen Belastung bzw. dem Verschleiß des Kunstbandes. Das Vorkommen von Rundzellinfiltraten und von Fremdkörperriesenzellen fand sich v. a. im Bereich der Eintrittsstellen des Bandes in den Knochen, während die intraartikulären und intraossären Abschnitte sowie der Bereich der Verankerung nur geringfügige Fremdkörperreaktionen aufwies, wenn keine Lockerungen bestanden. Besonders die in unmittelbarer Nähe der Rupturstellen vereinzelt im Bindegewebe vorkommenden Kunstbandfasern (Abriebpartikel) waren von zahlreichen Riesenzellen und Entzündungszellen umgeben (Kock et al. 1991 a, b). Dies stimmt überein mit den Ergebnissen von Boszotta, der bei 32 nachoperierten Patienten mit Trevira-Band in der Gruppe mit intaktem Kunstband keinerlei fremdkörperreaktive Veränderungen nachweisen konnte. Die heftigsten Reaktionen bestanden in der Gruppe mit an- und durchgescheuertem Kunstband, während die komplett rupturierten Bänder zwar eine von der Implantationsdauer abhängige Fremdkörperreaktion im Interkondylarraum zeigten, jedoch keine diffuse synoviale Reaktion. Bei bis zu 60 Monaten Nachuntersuchungsdauer konnten keine bleibenden klinischen Auswirkungen auf das Gelenk gefunden werden (Boszotta et al. 1993).

Unsere eigenen Ergebnisse weisen in Übereinstimmung mit diesen Literaturangaben nach, daß das intakte Trevira-Band keinen klinisch relevanten Fremdkörperreiz verursacht. Die tatsächlich hervorgerufenen Reaktionen entstehen durch Scheuern und Abrieb und lassen sich durch eine korrekte Implantationstechnik weitgehend minimieren.

### 6.1.5 Vorteile der synthetischen Bandplastiken, funktionelle Weiterbehandlung

Die Auswertung der klinischen Daten unserer Patienten zeigt bei zahlreichen Fragestellungen einen deutlichen Unterschied zwischen der Gruppe der frisch rupturierten Kreuzbänder, die durch Nahtprotektion versorgt wurden, und der Gruppe der chronischen Komplexinstabilitäten, bei denen das Kunstband als Prothese fungierte. Das Konzept der Nahtprotektion hat den Vorteil, das körpereigene Kreuzband mit

## 6.1 Zur klinischen Studie

seinen spezifischen elastischen, propriozeptiven und Festigkeitseigenschaften zu belassen, so daß nach der Heilung wieder eine weitgehend Restitution aller Kreuzbandfunktionen erzielt werden kann. Als Nahtprotektion kommen autogene und alloplastische Materialien in Frage. Autogene Protektionsplastiken durchlaufen dabei ähnlich dem genähten Kreuzband eine Nekrosephase mit entsprechender Stabilitätslücke. Ein weiterer Nachteil ist z. B. bei Verwendung des Tractus iliotibialis eine Schwächung der lateralen Zuggurtung des Kniegelenks mit entsprechender Mehrbelastung des verschleißgefährdeten medialen Kniegelenkkompartments (Ballmer et al. 1990), bei den Sehnen der Pes-anserinus-Gruppe eine Störung der Flexion (Marder et al. 1991) und bei der Patellarsehne Beschwerden und Funktionseinschränkungen des Streckapparates (Paulos et al. 1987; Sachs et al. 1989; Gächter 1990 a; Harner et al. 1992; Rosenberg et al. 1992; Yasuda et al. 1992; Shino et al. 1993). Synthetische Bänder haben dagegen den Vorteil frühzeitiger Belastbarkeit mit der Möglichkeit einer raschen funktionellen Weiterbehandlung. Diese vermeidet viele der durch eine prolongierte Ruhigstellung bedingten Gefahren und ist als Therapieprinzip heute weitgehend akzeptiert. Das in der Studie verwendete 10-mm-Trevira-Band hat von der Festigkeit her so große Reserven, daß es den Belastungen des Alltags, der muskulären Rehabilitation und sportlichen Aktivitäten auf jeden Fall widerstehen kann. Wenngleich die Berechnungen verschiedener Autoren zu unterschiedlichen Ergebnissen kommen, ist doch davon auszugehen, daß in der postoperativen Physiotherapie die Zugbelastungen auf das VKB 500 N nicht überschreiten. Wie die bisherigen Erfahrungen gezeigt haben, war die hohe Reißfestigkeit des Trevira-Bandes mit über 3.600 N gar nicht erforderlich, so daß nun das Band in 8 mm mit einer Reißfestigkeit von ca. 3.000 N statt in 10 mm Breite geliefert wird.

Von den 60er bis zur Mitte der 80er Jahre war die langzeitige Gipsruhigstellung nach Kapsel-Band-Operationen am Kniegelenk die Regel (Kern u. Wagner 1984; Echtermeyer u. Gotzen 1984; Hendrich u. Kuner 1984; Wissing u. Weiß 1984; Russe u. Ludolph 1984; Wagner et al. 1985). Aufgrund der festgestellten Schäden nach derart langen Immobilisationszeiten und im Gefolge mehrerer experimenteller Arbeiten (Uhthoff u. Jaworski 1978; Salter 1989) wurde Anfang der 80er Jahre das Konzept der frühfunktionellen Weiterbehandlung entwickelt, wobei in der Kniegelenkchirurgie v. a. 2 Wege beschritten wurden, nämlich die kontinuierliche passive Bewegung des Gelenks (CPM = continous passive motion) während der stationären Behandlung und die limitierte Freigabe des Bewegungsausmaßes im Rahmen der Mobilisation durch Orthesen. Als Übergang von der Gipsruhigstellung zur Orthesenbehandlung ist der Bewegungsgips nach Burri anzusehen, bei dem 2 Gipshülsen für Ober- und Unterschenkel durch ein Scharniergelenk auf Kniegelenkshöhe miteinander verbunden wurden (Spier u. Burri 1975).

Die Führung des Kniegelenks durch Orthesen verfolgt im wesentlichen 3 Zwecke:

- Schutz des operierten Gelenks vor Dislokation bzw. Translation,
- Begrenzung des Bewegungsumfangs,
- Psychologische Barriere gegen Überlastung und falsche Bewegungen („brain brace").

Um diese Aufgaben nach einer Kreuzbandoperation sinnvoll erfüllen zu können, sind an Orthesen mehrere technische Anforderungen zu stellen. Diese beinhalten Rotationsstabilität, eine polyzentrische Gelenkführung, eine möglichst geringe Tibiaverschiebung, hohen Tragekomfort und einfache Handhabung.

Die zu Beginn der Studie vorliegenden Daten ließen es als sinnvoll erscheinen, sowohl CPM als auch eine orthetische Versorgung in das postoperative Weiterbehandlungskonzept zu integrieren (Hofmann et al. 1984; Skyhar et al. 1985, Schmidt u. Münch 1986; Beck et al. 1986; Colville et al. 1986). Während CPM auch in späteren Studien sowohl klinisch als auch experimentell positiv beurteilt wurde (Noyes u. Mangine 1987; Oberbillig u. Kirschner 1989; Blauth 1991; Namba et al. 1991; Kasperczyk et al. 1991 b), kamen bei der orthetischen Stabilisierung Zweifel auf. Neben nachteiligen Berichten über verschiedene Orthesentypen und -anwendungen (Rovere et al. 1987; Garrick u. Requa 1987; Regalbuto et al. 1989; Cawley et al. 1991; Styf et al. 1993) war es v. a. der Gedanke, daß die innere Stabilisierung des Kniegelenks durch ein extrem haltbares Kunstband eine zusätzliche äußere Stabilisierung entbehrlich machte. Die im Laufe der Studie bekanntgewordenen Haltekräfte der von uns verwendeten Staples (Schabus 1988 a, b; Good et al. 1990; Früh et al. 1991, eigene Versuche) hatten zwar Schwächen nachgewiesen, besaßen aber für die in der üblichen frühfunktionellen Weiterbehandlung auf das operierte Knie einwirkenden Kräfte genügend Festigkeit, um ebenfalls auf eine orthetische Stabilisierung verzichten zu können. Dies führte dazu, daß die Anwendung des Knieführungsapparats, der in der Anfangsphase für 12 Wochen angelegt worden war, im Verlauf der Studie auf 6 Wochen reduziert wurde, ohne daß irgendwelche Nachteile zu verzeichnen gewesen wären. Inzwischen wird für die Trevira-Band-Operationen völlig auf eine postoperative Orthese vezichtet, insbesondere, da die Haltekraft der Verankerung durch Einführung der Klemmhülse deutlich verbessert werden konnte.

Der Vorteil der frühfunktionellen Belastbarkeit muß aber auch in der krankengymnastischen Übungsbehandlung der Rehabilitationsphase berücksichtigt und in das Therapiekonzept aufgenommen werden. Das bedeutet, daß nicht nur die Beugemuskulatur intensiv als Agonist zum VKB auftrainiert wird, sondern auch die Kniestreckmuskulatur kann und muß, wie die Resultate bei unseren isokinetischen Tests gezeigt haben, vermehrt und viel früher in das muskuläre Aufbautraining integriert werden. Die Spätergebnisse unseres Gesamtkollektivs sind in dieser Hinsicht nicht befriedigend, da sie immer noch eine erhebliche Differenz – v. a. der Streckmuskulatur – im Vergleich zur Gegenseite aufweisen. Auf der Suche nach der Ursache erbrachte die Analyse der Resultate deutliche Unterschiede zwischen den in der eigenen Krankengymnastikabteilung rehabilitierten Patienten und denen, die auswärts behandelt worden waren. Diese Differenzen sind bei weitgehend gleichem Krankengut am ehesten dadurch zu erklären, daß bei den meisten Krankengymnasten aufgrund ihrer Erfahrung mit autogenen Kreuzbandplastiken eine Hemmung besteht, die Quadrizepsmuskulatur frühzeitig und intensiv zu trainieren. Mit dem Wissen um die relative Schwäche des autogenen Transplantats in der etwa 1 Jahr dauernden Umbauphase und um die Belastung der Kreuzbandplastik bei Quadrizepsanspannung von 0°–70° Beugung wird mit dem gezielten Extensorentraining in der Regel erst spät und sehr vorsichtig begonnen, so daß die bis dahin entstandenen Defizite offensichtlich nicht mehr aufgeholt werden. Bei der muskulären Rehabilitation ist es nicht unbedingt erforderlich, isokinetische Trainingsmethoden anzuwenden. Sie sind allerdings auch in der frühen Rehabilitationsphase nicht schädlich. Der gewünschte Effekt der Quadrizepsstärkung ist ebenso gut mit konventionellen Behandlungstechniken zu erzielen. Die Ergebnisse unserer isokinetischen Tests weisen nach, daß bei Verwendung des Kunstbandes und intensiver frühfunktioneller

Krankengymnastik nahezu seitengleiche Muskelkräfte und ein physiologischer H/Q-Quotient zu erzielen sind, wobei diese hohe Hamstring/Quadrizeps-Ratio nicht durch eine relative Insuffizienz der Kniestrecker zustande kommt, wie dies sonst für „gute Resultate" typisch ist (Seiler u. Frank 1993). Vielmehr ist die Extensionskraft der operierten Seite der in unserer krankengymnastischen Abteilung behandelten Patienten genau so groß wie die der nicht operierten Seite der auswärts behandelten Patienten. Wenn sich die Erkenntnisse über die frühzeitige Belastbarkeit kunstbandstabilisierter Kniegelenke durchsetzen, wird dies zu einer erheblichen Verkürzung der Rehabilitationsdauer und somit auch der Arbeits- und Sportunfähigkeit führen.

### 6.1.6 Einflußfaktoren, Begleitverletzungen

Der zur Beurteilung der Ergebnisse herangezogene Lysholm-Score wurde gewählt, weil er in der Literatur die größte Verbreitung gefunden hat und somit am ehesten einen Vergleich unserer Ergebnisse mit denen anderer Studien zuläßt (Tabelle 6.2). Auch bei dieser Beurteilung muß deutlich unterschieden werden zwischen den chronisch instabilen Kniegelenken und den frisch rupturierten Kreuzbändern. Die Patienten mit langdauernder Komplexinstabilität des Kniegelenks wiesen präoperativ einen sehr niedrigen Lysholm-Score von 59,8 auf. Durch die Operation konnte eine signifikante Verbesserung um 26 % für das Einjahresergebnis erzielt werden. Der weitere Verlauf brachte jedoch einen kontinuierlichen Abfall. Dieser war zwar von Jahr zu Jahr nicht signifikant, bei der Betrachtung des Gesamtzeitraums vom 1. bis zum 5. Jahr bestand aber doch eine statistische Signifikanz der Verschlechterung. Dies bedeutet: die chronisch instabilen Kniegelenke lassen sich durch die Stabilisierung mit einer synthetischen Kreuzbandprothese aus Trevira-hochfest zwar verbessern, aber die erheblichen Zusatzschäden bedingen im Laufe der Zeit eine progrediente Verschlechterung, vor allem durch eine Chondropathia patellae, eine fortschreitende Kniehauptgelenkarthrose und durch ein Rezidiv der medialen Seitenbandinstabilität. Immerhin besteht nach 4,4 Jahren noch eine signifikante durchschnittliche Verbesserung gegenüber dem Ausgangsbefund von 19 %. Dennoch muß man annehmen, daß sich im weiteren Verlauf die Verschlechterung fortsetzen wird. Offensichtlich ist kein operatives Verfahren sicher in der Lage, ein chronisch komplexinstabiles Kniegelenk auf Dauer befriedigend zu sanieren. Dies stimmt überein mit den Ergebnissen anderer Autoren, die ebenfalls versucht haben, mit synthetischen Bändern chronisch instabile Kniegelenke zu stabilisieren.

Die Versorgung der akuten Rupturen durch Naht und zusätzliche Kunstbandprotektion weist im Gefolge der Operation eine signifikante Verbesserung des Lysholm-

**Tabelle 6.2.** Vergleich: Verlauf des Lysholm-Scores bei chronisch instabilen Kniegelenken (Stabilisierung ausschließlich durch alloplastische Bänder; *J* Jahre)

| Autor (Jahr) | Alloplastisches Band | Lysholm präoperativ | Zwischenergebnis | Endergebnis |
|---|---|---|---|---|
| Lopez-Vazquez (1991) | Dacron | 60 | 87 (2 J) | 75 (3,5 J) |
| Richmond (1992) | Dacron | 46 | 85 (1 J) | 81 (5 J) |
| Barrett (1993) | Dacron | 59 | 90 (1 J) | 75 (4 J) |
| Eigene Studie (1993) | Trevira | 60 | 75 (1 J) | 71 (4,4 J) |

Scores auf. Dies gilt sowohl für die Gesamtgruppe der Frischverletzten als auch für die Patienten mit isolierten Kniegelenkläsionen. Dieses spezielle Kollektiv erlaubt am ehesten Vergleiche zu anderen Untersuchungen, da diese ebenfalls in aller Regel über isolierte Kreuzbandrupturen berichten oder über solche, bei denen sich eventuelle Begleitverletzungen ausschließlich auf das Kniegelenk beschränken. Die Enduntersuchung nach 3,1 Jahren bestätigt mit einem Lysholm-Score von 90,3 ein sehr zufriedenstellendes Ergebnis. Dieses Resultat reicht allerdings nicht ganz an den prätraumatischen (= gesunden) Zustand heran. Wichtig ist jedoch, daß sich das Ergebnis der akut versorgten Kreuzbandrupturen über die Jahre hält und im Gegensatz zu den chronischen Insuffizienzen keine progrediente Verschlechterung aufweist. Der Grund dürfte zum einen darin liegen, daß bei den frischverletzten Kreuzbändern keine präexistenten Begleitschäden vorhanden waren, die trotz wiederhergestellter Stabilität eine fortschreitende Verschlechterung bedingt hätten. Vielmehr konnten die ebenfalls frischen Begleitverletzungen an Menisken, Knorpel oder Seitenbändern in gleicher Sitzung mit der Kreuzbandstabilisierung „repariert" werden und waren damit offensichtlich auf Dauer saniert. Zum anderen weist diese Untersuchung nach, daß die Naht des VKB eine sinnvolle Maßnahme ist, wenn sie durch ein synthetisches Band verstärkt wird. Sowohl die deutlich bessere Stabilität zur Abschlußuntersuchung als auch die aus anderen Gründen (Arthrofibrose, Meniskusruptur, Chondropathie) im postoperativen Verlauf durchgeführten Arthroskopien und Kernspintomographien mit nachgewiesenen intakten Kreuzbandstrukturen legen den Schluß nahe, daß das genähte VKB in einem sehr großen Prozentsatz heilt und in der Lage ist, seine Aufgabe zu erfüllen, d. h. das Knie zu stabilisieren und propriozeptive Funktionen zu übernehmen.

Die Bedeutung der Heilungsfähigkeit frischer Verletzungen im Gegensatz zu veralteten Schäden bestätigt sich auch in der Analyse der Begleitverletzungen, wenn diese für die frischen Rupturen und die chronischen Instabilitäten gesondert betrachtet werden. Wie zu erwarten, hatten isolierte Kreuzbandrisse das beste Ergebnis. Kommt zu der vorderen Kreuzbandruptur als weitere Einzelverletzung eine Innen- oder Außenmeniskusruptur oder eine Innenbandruptur bzw. Ruptur der dorsomedialen Kapselschale hinzu, so führt dies nicht zu einer signifikanten Verschlechterung des Endergebnisses. Erst Kombinationsverletzungen wie z. B. die „unhappy triad" oder ausgedehnte Rupturen des gesamten medialen Kapsel-Band-Komplexes hatten ein signifikant schlechteres Endergebnis zur Folge. Dasselbe galt für zusätzliche HKB-Rupturen oder Außenbandrupturen. Diese traten allerdings nie als alleinige Begleitverletzungen sondern immer nur in Kombination mit weiteren intraartikulären Läsionen auf. Knorpelschäden, v. a. bei chronisch instabilen Kniegelenken, bedingten trotz Sanierung des Zentralpfeilers ein signifikant schlechteres Endresultat. Unsere Ergebnisse lassen den Schluß zu, daß die Sanierung begleitender intraartikulärer Verletzungen an Seitenbändern und Menisken vorgenommen werden sollte. Dies stimmt überein mit den Empfehlungen von Gillquist, der ebenfalls schlechtere Gesamtergebnisse sowie eine erhöhte Rerupturrate bei nicht versorgten medialen Instabilitäten fand (Gillquist u. Odensten 1993). In der Literatur wird das Konzept zur Therapie begleitender Innenbandrupturen bei Kreuzbandverletzungen unterschiedlich beurteilt. Raunest fand trotz Naht des Innenbandes eine signifikant verschlechterte Gelenkstabilität bei derartigen Kombinationsverletzungen (Raunest et al. 1991), während Pässler nach Stabilisierung des Zentralpfeilers durch Kreuzbandreinsertion und Trevira-Band-Verstärkung keine signifkanten Unterschiede in der Seitenbandstabilität beobachten konnte, obwohl er diese nicht operativ versorgt hatte (Pässler et al. 1992). Zum gleichen Ergebnis kam Shelbourne, der 68 Patienten mit kombinierter VKB- und Innenbandverletzung operiert hatte, indem das VKB durch eine Patellarsehne ersetzt wurde, während das mediale Seitenband keine operative Stabilisierung erfuhr. Nach 2,3 Jahren zeigten alle 68 Patienten ein stabiles Seitenband und 93 % eine Differenz der vorderen Laxität von weniger als 3 mm (Shelbourne u. Porter 1992). Der Autor schloß daraus, daß die alleinige Rekonstruktion des VKB bei kombinierten Verletzungen mit dem medialen Seitenband gleich gute Ergebnisse zeigt wie die Versorgung isolierter VKB-Rupturen. Mögliche Erklärungen für die unterschiedliche Heilungstendenz des medialen Seitenbandes sind durch die Untersuchungen von Nachtkamp u. Paar zu erwarten, die in mikroangiographischen und histologischen Präparaten eine deutlich unterschiedliche Durchblutung in verschiedenen Anteilen des medialen Seitenbandes feststellten (Nachtkamp u. Paar 1993).

Während die operative Mitversorgung der Seitenbänder bei erfolgreicher Stabilisierung des Zentralpfeilers kontrovers diskutiert wird, ist die Sanierung intraartikulärer Begleitschäden an Menisken und Gelenkknorpel unumstritten, insbesondere weil diese Verletzungen in aller Regel durch die der Kreuzbandstabilisierung vorausgehende Arthroskopie therapiert werden können. Intakte Knorpel- und Meniskusverhältnisse bieten zusammen mit dem stabilen Kreuzband den besten Schutz vor einer vorzeitigen Arthrose.

### 6.1.7 Stabilität: Literaturvergleich, Evaluation der Meßmethoden

Das vorrangige Ziel der Kreuzbandoperation – die Stabilisierung des Zentralpfeilers – ist auch in unserem Patientengut weitestgehend gelungen. Vom Gesamtkollektiv wiesen 75 % nach 44,5 Monaten eine Laxitätsdifferenz zur Gegenseite von 2 mm oder weniger auf, 18 % von 3–5 mm und nur 7 % von über 5 mm. Auch die mittleren Differenzen der vorderen Verschieblichkeit von 1,35 mm mit dem KT 1000 (bei 89 N) bzw. 1,70 mm im radiologischen Lachman-Test (15 Kp) beweisen die nahezu seitengleiche Stabilität, wobei die akut versorgten Kreuzbandrupturen günstiger abschnitten als die chronisch insuffizienten Kniegelenke. Dies bestätigt sich auch im Literaturvergleich, wobei in die vorliegende Tabelle (s. Tabelle 6.3) nur Arbeiten aus den letzten 3 Jahren aufgenommen wurden, bei denen die Stabilität instrumentell oder radiologisch bestimmt wurde. Die eigenen Ergebnisse wurden zur besseren Differenzierung in die akute und die chronische Gruppe unterteilt, da diese Gruppen auch im Hinblick auf die Stabilität unterschiedliche Resultate aufwiesen. Unsere mittels Nahtprotektion akut versorgten Kreuzbänder zeigen eine deutlich höhere Stabilität als das nahezu identische Patientenkollektiv von Pässler, in dem allerdings das Kunstband nicht isometrisch, sondern „over the top" geführt wurde (Pässler et al. 1992). Auch dies bestätigt bei nahezu gleicher Nachuntersuchungszeit die Überlegenheit der isometrischen Bandführung. Einen möglicherweise idealen Kompromiß beider Techniken bildet die Bandführung durch eine retrokondyläre Rinne, die hinter der lateralen Femurkondyle eingekerbt wird in Richtung auf den isometrischen Punkt in der Fossa intercondylica und auf diese Weise sowohl eine abgerundete Bandführung als auch eine weitgehende Isometrie sichert (Magin u. Paar 1993).

Im allgemeinen werden die degenerativen Veränderungen nicht genau definiert bzw. graduell abgestuft. Vielmehr wird lediglich angegeben, daß in einem bestimmten Prozentsatz des untersuchten Kollektivs arthrotische Veränderungen gefunden wurden. Feagin hat die Reihenfolge beschrieben, in der röntgenologische Arthrosezeichen in aller Regel auftreten (Feagin et al. 1982):

- spitzzipflige Ausziehung der Interkondylenhöcker,
- Hypertrophie der gesamten Eminentia intercondylica,
- Osteophyten am unteren Patellapol,
- Einengung der Fossa intercondylica,
- Verschmälerung des Gelenkspaltes und Ausziehung der Gelenkkanten.

Uns erschien die für Tibiakopffrakturen angewendete Arthroseklassifikation nach Holz geeignet, eine genauere Beschreibung der röntgenologisch nachweisbaren degenerativen Veränderungen zu ermöglichen (Holz et al. 1985). Im Vergleich dazu erscheint die im IKDC-Schlüssel angegebene röntgenologische Gradierung, die lediglich 3 Stufen umfaßt (keine Gelenkspaltverschmälerung, Gelenkspaltverschmälerung weniger als 50 %, Gelenkspaltverschmälerung größer als 50 %) zu ungenau, da sie mit dieser Einteilung nur das Spätstadium der Gelenkschädigung erfaßt.

Bei der Beurteilung des Arthrosegrades in unserem Patientenkollektiv ging es u.a. auch um die Frage, ob die Implantation eines Kreuzbandes aus Kunststoff ein „Arthrosemodell" darstellen könnte (Henche 1990). Um unsere Ergebnisse zu objektivieren, wurden die Röntgenbilder 2 Untersuchern vorgelegt, die weder an den Operationen noch an den sonstigen Nachuntersuchungen beteiligt waren. Bei nahezu gleicher Beurteilung der präoperativen Aufnahmen durch beide Untersucher bestand bei hohem Korrelationskoeffizienten keine signifikante Differenz. Die postoperativen Aufnahmen wurden zwar signifikant unterschiedlich beurteilt, wobei ein Untersucher in aller Regel etwas schärfere Maßstäbe anlegte, der Korrelatonskoeffizient blieb aber dennoch hoch. Nimmt man die Mittelwerte beider Untersucher, so findet sich für das Gesamtkollektiv ein Anstieg des Arthrosegrades von 1,02 auf 1,78 (also um 19 % auf der Skala von 0 – 4). Dieser Anstieg ist für den untersuchten 3,4-Jahreszeitraum zwar signifikant, erlaubt jedoch keine Aussage über die Frage, ob das Kunststoffband tatsächlich eine höhere Arthroserate zur Folge hat. Die einzige vergleichbare Arbeit fand bei einem Nachbeobachtungszeitraum von 43,8 Monaten für die reine Kreuzbandnaht einen Arthroseanstieg in der Klassifikation nach Jäger u. Wirth von 0,25 auf 0,72 (12 %) und für die semitendinosusaugmentierte Kreuzbandnaht einen Anstieg von 0,3 auf 1,02 (18 %) (Kühne et al. 1991). Da es sich in allen Fällen um akute Verletzungen gehandelt hatte, war der präoperative Arthrosegrad deutlich geringer als bei unseren Patienten, der prozentuale Anstieg bei nahezu gleichem Nachuntersuchungszeitraum jedoch fast identisch.

Unsere Untersuchungen haben analog zu den Beobachtungen von Daniel keine Korrelation zwischen dem postoperativen Stabilitätsgrad und dem Anstieg der Arthroseinzidenz nachweisen können (Daniel 1992). Würde dieser Befund durch weitere Untersucher bestätigt, so hätte das weitreichende Konsequenzen, da eines der Hauptoperationsziele die Verzögerung oder Vermeidung der sog. „Instabilitätsarthrose" ist. Es wäre dann nämlich nicht vorwiegend der gestörte Roll-Gleit-Mechanismus für den vorzeitigen Verschleiß verantwortlich, sondern andere Faktoren. Da

Daniel bei der Nachuntersuchung autogener Bandplastiken zu seinen Befunden gekommen ist, kann es in unserer Untersuchung nicht das künstliche Band sein, das die Arthrose verursacht. Man wird hier noch längere Beobachtungszeiträume und weitere exakte Röntgenanalysen biologischer und synthetischer Bandplastiken abwarten müssen. Da aber in unserer Untersuchung eine positive Korrelation zwischen dem Arthroseanstieg und der Dauer des Nachbeobachtungszeitraums bestand, muß als gesichert angenommen werden, daß sowohl instabile als auch operierte stabile Kniegelenke zu vorzeitigem Verschleiß neigen, wobei über die Entwicklungsgeschwindigkeit noch keine Aussagen gemacht werden können. Der Grad der röntgenologischen nachweisbaren Arthrose zur Abschlußuntersuchung hängt neben der Dauer des Beobachtungszeitraums v. a. von dem bereits zum Unfall- bzw. Erstuntersuchungszeitpunkt vorhandenen degenerativen Vorschaden ab. So verwundert es nicht, daß übergewichtige Patienten zur Abschlußuntersuchung die höchste Arthroseinzidenz aufweisen.

Da z. Z. noch keine echten Vergleichsmöglichkeiten vorliegen, sollen die von uns ermittelten Zahlen zur Arthroseentwicklung nach alloplastischer Kreuzbandstabilisierung zukünftigen Publikationen als Richtwerte dienen. Erst wenn die Arthroseprogredienz anderer Operationsverfahren auf die gleiche differenzierte Weise ermittelt wird, wird ein Vergleich und damit eine Aussage über die mögliche Arthroseinduktion durch Kunstbänder möglich sein.

### 6.1.9 Scores: Generelle Problematik, Validisierung

Der Lysholm-Score war das zu Beginn der Studie am weitesten in der Literatur verbreitete Evaluationsschema und wurde zwecks Vergleichbarkeit mit anderen Studien zur Basisdokumentation gewählt. Das Problem derartiger Scores liegt – wie bei allen zahlengebundenen Schemata – in der Quantifizierung nicht quantifizierbarer Phänomene wie z. B. Schmerzen, Hinken oder Instabilitätsgefühl. Außerdem ist die Bewertung der einzelnen erfaßten Parameter mit bestimmten Punktzahlen willkürlich und weicht demzufolge von Score zu Score ab. Neben dem Lysholm-Score haben zahlreiche andere Auswertungsschemata versucht, den Kniestatus zu erfassen. Die gebräuchlichsten sind der Marshall-Score (Marshall et al. 1977), der Cincinnati-Score (Noyes u. McGinniss 1985) sowie im französischen Sprachraum der ARPEGE-Score (Witvoet u. Christel 1985 b). Allen gemeinsam ist neben der numerischen Erfassung subjektiver und (z. T.) objektiver Parameter die arbiträre Bewertung und die Einpassung in ein Zahlenschema mit runder Gesamtpunktzahl (50 oder 100). Hinzu kommt, daß bei der üblichen Klassifizierung der Resultate in sehr gut, gut, mäßig und schlecht anhand der Gesamtpunktezahl schlechte Einzelbefunde, die letztlich ein nicht tolerables Ergebnis bedingen, durch andere Kategorien kompensiert werden können, so daß die Summe der Punkte ein falsch positives Bild zeigt. Apley hat das Dilemma derartiger numerischer Scores in einem Editorial wie folgt zusammengefaßt: „It should define clearly the factors being studied and only those which are quantifiable should be quantified. It should produce answers which are conclusive and conclusions which are constructive. Clearly we should resist the seductive simplicity of numerical scores and we should abandon the practice of adding unrelated scores. But assessment is as much an art as a science and even though the science of numbers is fallible, the art of words remains" (Apley 1990).

Eine Verbesserung der Scoring Situation am Knie erbrachte das 1988 von der OAK herausgegebene Evaluierungsschema, das zwar ebenfalls die einzelnen Kategorien (Schmerz/Schwellung, Bewegungsumfang/Kraft, Stabilität und Funktion) in Punkte faßt, das Endergebnis aber nicht nur von der ermittelten Gesamtpunktzahl abhängig macht, sondern Mindestanforderungen an die einzelnen Kategorien stellt. Somit kann das Gesamtresultat nie besser sein als das der schlechtesten Kategorie.

Der genaueste, aber auch der „härteste" Score ist der IKDC-Schlüssel. Ihm lag der Gedanke zugrunde, keine numerische Erfassung und somit auch keine arbiträre „Punktvergabe" für bestimmte Parameter mehr vorzunehmen. Vielmehr werden die Ergebnisse in 4 Stufen eingeteilt (A,B,C,D), die bewußt nicht als sehr gut, gut etc. klassifiziert werden, da diese Bezeichnung bereits emotionale Elemente enthält. Stattdessen hat man die Begriffe normal, fast normal, abnormal und stark abnormal gewählt, um eine bessere Zuordnung zum prätraumatischen/präoperativen Zustand bzw. zur unverletzten Gegenseite zu ermöglichen. Im übrigen geht in den Fragebogenteil das vor der Verletzung ausgeübte Aktivitätsniveau ein. Neben den im OAK-Bogen erhobenen Parametern sind zusätzlich die Kategorien „Röntgenbefund" und „kompartimenteller Befund" (im wesentlichen der Status von Knorpel und Menisken) erfaßt. In letzter Zeit (Hefti u. Müller 1993) ist die Kategorie „Symptome an der Transplatatentnahmestelle" hinzugekommen, die in der ersten Version des Bogens noch fehlte und demzufolge in unser Nachuntersuchungskonzept nicht einbezogen werden konnte, was aber bei unserem Patientengut, das keine Entnahme autogener Strukturen erfuhr, ohne Bedeutung ist.

Der entscheidende Punkt beim IKDC-Schlüssel ist der, daß das schlechteste Einzelergebnis die Kategorie und die schlechteste Kategorie das Gesamtergebnis bestimmt. Somit können sich inakzeptable Einzelbefunde, wie z.B. Streckhemmung, nicht mehr in einem vielleicht noch befriedigenden oder guten Gesamtergebnis „verstecken". Dies zeigt sich auch bei unserer Auswertung. Nur zur besseren Vergleichbarkeit wurden in dieser Untersuchung die Gruppen sehr gut, gut etc. der übrigen Scores der Einteilung normal, fast normal etc. des IKDC-Schlüssels gleichgesetzt. Zwar ist die Zahl der in den beiden ersten Resultatgruppen erscheinenden Ergebnisse fast gleich, aber der IKDC-Schlüssel weist eine deutliche Verschiebung von Stufe 1 nach Stufe 2 auf. Wird dieses Bewertungsschema in Zukunft an alle Knieuntersuchungen angelegt, so ist nicht nur eine stärkere Differenzierung zu erwarten, sondern auch eine Abkehr von der Fülle der sehr guten Resultate, wie sie bisher für die meisten Kreuzbandpublikationen typisch waren (Labs et al. 1993).

Trotz der theoretischen Schwächen der numerischen Scores zeigte die Validisierung bzw. Korrelationsermittlung der verschiedenen in unserer Nachuntersuchung angewandten Beurteilungsschemata eine erstaunlich hohe Übereinstimmung. Obwohl die Untersuchungsbögen unterschiedlich strukturiert sind, lassen sich hohe Korrelationskoeffizienten errechnen. Die beiden „subjektiven" Evaluierungsschlüssel Lysholm-Score und VAS-Bogen, die das Ergebnis ausschließlich über Fragen ermitteln, korrelieren gut untereinander, aber fast ebenso gut mit den beiden „objektiven" Scores OAK und IKDC, die neben den anamnestischen Angaben eine differenzierte Untersuchung des Kniegelenks und seiner Funktionen vornehmen. Offensichtlich werden die wesentlichen Punkte des „Kniestatus" durch exaktes Erfragen erfaßt. Dies entbindet natürlich nicht von der Verpflichtung, genaue klinische Untersuchungen mit instrumentellen Stabilitätsmessungen, Funktionstests und röntgenologische

Aufnahmen zur Ermittlung der Ergebnisse durchzuführen, ermöglicht es aber, Zwischenresultate und Verlaufserhebungen durch Fragebogen relativ genau zu erfassen. Dies ist besonders wertvoll bei Probanden, die nur brieflich erreicht werden können und hat sich bestätigt bei einem unserer Patienten, der sich zeitweise im Ausland aufhielt, dort nur den VAS-Bogen beantwortete und bei einer späteren Nachuntersuchung einen dem Fragebogenergebnis entsprechenden Untersuchungsbefund aufwies.

## 6.2 Zur experimentellen Studie

### 6.2.1 Verankerung, Elongation

Nachdem die klinische Studie gezeigt hatte, daß künstliche Bänder unter bestimmten Indikationsstellungen in der Kreuzbandchirurgie erfolgreich eingesetzt werden können, stellte die Fixation dieser Bänder eine Herausforderung dar, die zur Entwicklung der Klemmhülse führte, um auch die Verankerung den Erfordernissen des alloplastischen Bandersatzes anzupassen. Sowohl die Vielzahl der auf dem Markt befindlichen Verankerungen, als auch die in der Literatur beschriebenen Probleme ließen erkennen, daß hier eine Schwachstelle bestand, deren Verbesserung weiterer Untersuchungen bedurfte. Zum gleichen Resultat kam auch unsere eigene klinische Studie, in der die zur Bandfixation verwendeten Klammern für die größte Anzahl der Komplikationen in Form lokaler Beschwerden, Klammerlockerung oder -bruch bzw. Fehlplazierung verantwortlich waren. Als gravierendste Komplikation kam es außerdem zu einer suprakondylären Oberschenkelfraktur. Diese war verursacht durch 3 nahe beieinander liegende Staples, die den Knochen so geschwächt hatten, daß ein Bagatelltrauma zur Fraktur des (osteoporotischen) Knochens führte.

Unsere theoretischen Überlegungen gelangten zu dem Schluß, daß allen bisher verwendeten Verankerungsmethoden prinzipielle Fehler anhafteten, die auch durch Modifikation dieser Systeme nicht zu beseitigen waren. So müssen Staples z.B. immer senkrecht zur Bandrichtung und zur Knochenoberfläche eingeschlagen werden und müssen immer mit Zähnen oder Krallen in das Band greifen, um dieses sicher zu halten. Wie unsere experimentellen Belastungsversuche gezeigt haben, führt diese Form der Fixation zwangsläufig dazu, daß sich entweder die Krampe unter Zug aus dem Knochen herausdreht, oder daß die Zähne das Kunstband durchkämmen (Schlupf) und dabei so schädigen, daß eine sichere Fixation nicht mehr gewährleistet ist. Als weiteres Problem der Krampen hatte sich in der klinischen Studie gezeigt, daß das Einschlagen – vor allem an der dünnen Knochenoberfläche des Schienbeinkopfes – leicht zu einem Einbrechen der Kortikalis führen kann, wodurch die Krampe jeglichen Halt verliert. Sie muß dann an ungünstigerer Stelle neu plaziert werden. Das Problem der Refixierung stellte sich auch in den wenigen Fällen, in denen nach Ruptur des Kunstbandes ein neues Band implantiert wurde und nunmehr für die Staples eine andere Verankerungsstelle gesucht werden mußte, da die alten Krampenlöcher nicht wieder besetzt werden konnten.

Schrauben haben prinzipiell dieselben Probleme wie Krampen. Hier kann das synthetische Ligament entweder durch eine Krallenplatte nach Burri, die ebenfalls die Bandtextur schädigt, fixiert werden, oder es bestehen vorbereitete Ösen im Band, durch die die Schrauben hindurchgedreht werden. Diese Form der Verankerung beeinträchtigt das Band zwar nicht, es besteht aber die Schwierigkeit, die erforderliche Vorspannung korrekt einzustellen. Dazu muß das Band, nachdem es auf einer Seite des Gelenks befestigt wurde, unter eine definierte Zugspannung gebracht werden, die beim Einbringen der zweiten Verankerung gehalten werden muß. Bereits ein leichtes Verkippen der Schraube führt dazu, daß diese Vorspannung nicht mehr stimmt. Dasselbe gilt für die Dübelstecker des ABC-Bandes, die ebenfalls durch vorbereitete Bandösen in den Knochen eingeschlagen werden.

Ein weiteres Problem derjenigen Verankerungen, die auf der Knochenoberfläche mit einem gewissen Abstand zur Austrittsöffnung des Bandes fixiert werden, ist die Umlenkung des alloplastischen Ligaments um die Knochenkante an der Austrittsstelle des Bohrkanals. Hier kann es unter Zugbelastung zu einer Druckatrophie des Knochens unter der Umlenkstelle kommen. Dieses sog. „bone drifting" führt zu einer relativen Bandverlängerung und somit zur Insuffizienz der Kreuzbandplastik, da bei einer freien Bandstrecke von etwa 110 mm zwischen den beiden Fixationsstellen bereits 4 % Bandverlängerung genügen, um eine klinisch wirksame anteriore Translation zu bewirken.

Neben dem Schlupf und dem „bone drifting" kommt als verankerungsunabhängige Komponente die Dehnung des Bandes selbst als Elongationsfaktor hinzu. Hier haben unsere Hystereseversuche mit submaximaler Wechselbelastung gezeigt, daß intermittierender Zug eine erhebliche Bandverlängerung zwischen 23 und 31 % zur Folge hat, wobei der Anteil der einzelnen Faktoren (Schlupf, bone drifting, Banddehnung) nicht klar abgegrenzt werden kann. Zwei Punkte müssen allerdings festgehalten werden: zum einen lag die Zugbelastung, wie sie in unseren Hysteresetests ausgeübt wurde, mit 1.000 N zu Beginn und ca. 1.250 N am Ende des Versuchs weit über den physiologischen Belastungen, denen VKB normalerweise ausgesetzt sind. Nur so läßt sich die inakzeptable Elongation erklären. Im übrigen hat die klinische Studie gezeigt, daß sich unter In-vivo-Bedingungen selbst bei der deutlich schwächeren Einzelklammerverankerung mit einer durchschnittlichen vorderen Translation von 0,9 mm für die frischen Kreuzbandverletzungen und 2,4 mm für die chronischen Instabilitäten auch nach jahrelangem Verlauf sehr viel geringere Elongationen ergeben.

Zweitens spielt für die Elongation des Verankerung-Band-Systems die Ausgangslänge eine wesentliche Rolle. Eine Dehnung um 25,4 % bedeutet bei der freien Länge des Bandes von 91 mm zwischen den beiden Klemmhülsen eine absolute Verlängerung um 23,1 mm; bei der Doppelklammer mit einer freien Bandlänge von 110 mm bewirken die ermittelten 25 % Dehnung eine absolute Verlängerung um 27,5 mm. Dies ist zwar statistisch nicht signifikant, bestätigt aber vom Trend her den Vorteil einer möglichst geringen freien Bandstrecke zwischen den Verankerungen. Dies entspricht den physiologischen Verhältnissen, da das körpereigene VKB eine Länge von 31–41 mm hat. Auch das Patellarsehnentransplantat als biologischer Kreuzbandersatz weist zwischen den Knochenblöckchen nur eine Länge von 49–62 mm auf (Miller u. Dandy 1991). Bei den linearen Zugversuchen hatte die Klemmhülse aufgrund der geringsten freien Bandlänge aller Versuchsmodelle die kleinste Längenänderung bei physiologischer Krafteinwirkung am Kunststoffknochen und am Hundeknie gezeigt, während am Leichenknie keine statistisch signifikanten Unterschiede zur Doppelklammer bestanden. Z-Technik und Einzelklammer schnitten in allen Fällen schlechter ab.

Die Klemmhülse hat aufgrund ihrer völlig anderen Wirkungsweise einen großen Teil der Schwierigkeiten anderer Verankerungssysteme vermieden. Sie wird in das bereits vorhandene Bohrloch implantiert, so daß weder das Band um eine Knochenkante herumgeführt werden muß, noch eine zusätzliche Schwächung des Knochens durch Fixation an anderer Stelle erfolgt. Bei isometrischer Plazierung des Bohrkanals – Voraussetzung für alle Formen der Bandplastik – kann bei einer eventuellen Ruptur des Kunstbandes durch ein erneutes adäquates Trauma oder Materialermüdung das Band samt Klemmhülsen problemlos gewechselt werden, ohne daß neue Bohrlöcher erforderlich sind. Die Zugrichtung des Bandes entspricht der Achse des Klemmhülsenzylinders und weicht nur geringfügig von der Abstützrichtung des Kragens ab. Dieser Kragen ist so breit, daß eine Usurierung des Knochens unter der Auflagefläche durch Druckatrophie nicht zu befürchten ist. Das Festhalten des Bandes geschieht nicht durch Krallen, Zähne oder dergleichen sondern durch Einklemmen zwischen 2 relativ glatten Oberflächen, die das Band kaum schädigen. Dementsprechend hoch sind die Haltekräfte, da im Gegensatz zu den übrigen Verankerungen, die alle ein typisches Versagensmuster durch spezifische Formen der sukzessiven Band- oder Knochenzerstörung aufweisen, das Ende des linearen Belastungsanstiegs durch plötzliche Bandruptur erreicht wird. Dabei liegt die Ausreißfestigkeit fast 4mal so hoch wie bei der Einzelklammer und fast doppelt so hoch wie bei der Doppelklammer und der Z-Technik. Dies gilt für alle Versuchsmodelle und variiert auch nur wenig für die unterschiedlichen Größen der Implantate. Die gemessenen Bruchlasten erreichen etwa die Hälfte der theroretischen Bruchlast des Kunstbandes und liegen somit weit über den normalerweise auf das VKB einwirkenden Kräften. Dies bedeutet, daß ein mit Klemmhülse fixiertes Trevira-Band problemlos vom 1. postoperativen Tag an allen in der Physiotherapie gängigen und vom Patienten tolerierten Übungen unterzogen werden darf. Nicht mehr die Angst um die Sicherheit des Implantats ist der limitierende Faktor, sondern der Schmerz und die Muskelatrophie. Somit ist zu erwarten, daß die postoperative Rehabilitation bei klemmhülsenfixierten Kunstbändern sehr viel intensiver durchgeführt werden kann, und daß somit auch eine raschere Wiederherstellung der Arbeits- und Sportfähigkeit zu erreichen ist. Von besonderer Relevanz ist die Tatsache, daß die Klemmhülse neben der Sorfortbelastbarkeit auch in den Dauerbelastungsversuchen eine signifikant längere Standfestigkeit zeigte als die nächstbeste Verankerung (Doppelklammer), so daß auch für die Langzeithaltbarkeit im klinischen Alltag keine Probleme zu erwarten sind.

## 6.3 Schlußfolgerungen

Die Ergebnisse unserer klinischen und experimentellen Untersuchungen lassen hinsichtlich der eingangs aufgeworfenen Fragen folgende Schlußfolgerungen zu:

- Die Implantation eines alloplastischen Bandes in der Zweikanaltechnik zeigt keine höhere Rupturraten als die aus der Literatur bekannten Daten der Over-the-top-Technik, sofern die operationstechnischen Voraussetzungen, v. a. isometrische Bandführung und Glättung der Knochenkanten, eingehalten werden. Vielmehr scheinen im mittelfristigen Verlauf die durch zwei Bohrkanäle eingezogenen Bänder – nach einer Anfangsphase mit höherer Rupturrate, die v. a- durch operative

Mängel bedingt war – eine länger dauernde Stabilität zu gewährleisten, während aus der Literatur ersichtlich wird, daß bei der Over-the-top-Führung eine kontinuierliche Rupturinzidenz über den gesamten postoperativen Verlauf besteht. Insgesamt waren die Rupturen bei unseren Patienten v. a. durch adäquate Traumen und nicht isometrische Bandführung bedingt, wohingegen Materialermüdung – zumindest im beobachteten mittelfristigen Verlauf – eine untergeordnete Rolle spielte.

- Wenn man das Konzept der Kreuzbandreinsertion mit Nahtprotektion befürwortet, hat sich als günstigster Operationszeitpunkt frischer Kreuzbandverletzungen der Zeitraum der 3. und 4. Woche nach dem Unfall herausgestellt, da bei einem Eingriff innerhalb der ersten 14 Tage mit einer erhöhten Arthrofibroserate zu rechnen ist. Die bis dato bekannten Beobachtungen aus der Literatur wurden in dieser Hinsicht durch unsere Daten bestätigt. Allerdings ist ein späterer Zeitraum als 4 Wochen nicht zu empfehlen, da sonst der Kreuzbandstumpf durch Schrumpfung und Vernarbung „reinsertionsunfähig" wird.
- Intraartikuläre Begleitverletzungen haben als zusätzlich zur VKB-Ruptur auftretende Einzelverletzungen keine signifikante Verschlechterung der Ergebnisse bewirkt. Traten die Zusatzläsionen aber als Kombinationsverletzungen mehrerer intraartikulärer Strukturen auf, insbesondere wenn das HKB oder das laterale Kollateralband mitbetroffen waren, so führte dies zu einer signifikanten Verschlechterung des Endergebnisses.
- Die mittelfristigen Resultate der alloplastischen Kreuzbandchirurgie divergieren im Hinblick darauf, ob das synthetische Ligament zur Verstärkung eines reinserierten Kreuzbandes bei frischer Ruptur oder als Kreuzbandprothese bei mehrfach voroperierten komplexinstabilen Kniegelenken eingesetzt wurde. Die durch Nahtprotektion versorgten Kniegelenke zeigten einen unverändert guten Verlauf bis zu 6 Jahren nach der Operation, während sich die chronisch vorgeschädigten Kniegelenke mit Trevira-Band-Prothese kontinuierlich verschlechterten. Dies ist weniger auf ein Versagen des künstlichen Bandes als vielmehr auf eine Progression der vorbestehenden Schäden zurückzuführen, die sich trotz suffizienter Stabilisierung im Sinne eines zunehmenden Verschleißes weiterentwickelten.
- Die operativ erreichte Stabilität gab im Laufe der ersten beiden Jahre geringfügig nach, und zwar bei den Bandprothesen mehr als bei den Nahtprotektionen. Danach fand sich in beiden Gruppen keine signifikante Zunahme der vorderen Translation mehr. Dies läßt den Schluß zu, daß die Reinsertion des körpereigenen VKB und die „Heilungsfähigkeit" frischer Begleitverletzungen, die gemeinsam mit der Kreuzbandversorgung saniert wurden, zusätzliche Stabilisierungsfaktoren darstellen, die bei den chronisch vorgeschädigten Kniegelenken fehlen. Als Ursache für die geringfügige Translationszunahme der ersten beiden postoperativen Jahre kommen eine Dehnung des Bandes unter Belastung, die Usurierung des Knochens unter Umlenkkanten (bone drifting) und der Schlupf des Bandes in der Verankerung in Frage.
- Eine direkt auf das alloplastische Band zurückzuführende allergische Reaktion wurde nicht nachgewiesen. Lediglich ein Fall von chronischem Reizknie mit entsprechender synovialer Reaktion blieb ungeklärt, so daß hier eine mögliche adverse Reaktion auf das synthetische Material nicht sicher auszuschließen ist. Es ist jedoch bekannt, daß auch nach autogenen Kreuzbandplastiken chronische

## 6.3 Schlußfolgerungen

Reizzustände bestehen können. Dasselbe gilt für die beiden Fälle von Sudeck-Dystrophie, die nach jeder Art von Kniegelenkoperationen möglich sind. Die Untersuchungen der explantierten rupturierten Kunstbänder haben gezeigt, daß Fremdkörperreaktionen vor allem im Bereich der mechanisch belasteten Ruptur- bzw. Scheuerstellen zu finden sind, während das reizlos im Bohrkanal oder im intraartikulären Abschnitt liegende Trevira-Band kaum nennenswerte Reaktionen hervorruft.

- Zur Frage der Arthroseentwicklung durch synthetische Bänder läßt die hiesige Studie keine eindeutigen Schlüsse zu, da vergleichbare Publikationen mit entsprechenden Daten weitestgehend fehlen. Das von uns untersuchte Kollektiv zeigte für die akut versorgten Kreuzbandrupturen und für die chronischen Instabilitäten einen fast identischen geringgradigen Anstieg des röntgenologisch nachweisbaren Arthrosegrades, wobei die Arthrose mit dem Beobachtungszeitraum, der Schwere der Begleitverletzungen am Knie und dem Körpergewicht korrelierte, während die postoperativ erzielte Stabilität, das Alter und das Geschlecht keinen signifikanten Einfluß ausübten.

- Alle in unserer Studie verwendeten Evaluationsschlüssel zur Quantifizierung der Ergebnisse wiesen einen hohen Korrelationsgrad untereinander auf und sind somit geeignet, ein gutes Bild des „Kniestatus" zu liefern. Dennoch sind gegenüber numerischen Scores einige Vorbehalte zu machen, vor allem im Hinblick auf die arbiträre Bewertung der einzelnen Kategorien und die in der Regel zu günstige Gesamtbeurteilung trotz schlechter „Ausreißer" in einzelnen Bewertungspunkten. Im übrigen sind alle Scores nur auf isolierte Knieverletzungen anwendbar, da Begleitschäden an anderen Körperteilen zu einer Verfälschung des Bewertungsschemas führen. Das differenzierteste Resultat ist mit dem IKDC-Schlüssel zu gewinnen, da dieser am genauesten subjektive, objektive und funktionelle Parameter erfaßt und keine „Gesamtbeschönigung" betreibt. Auf dieser Basis werden in Zukunft echte Ergebnisvergleiche möglich sein.

- Die Klammerfixation stellte in unserem Krankengut einen Schwachpunkt des alloplastischen Bandersatzes dar. Die daraus resultierenden Überlegungen führten zur Entwicklung einer neuartigen Verankerung in Form der „Klemmhülse", die das aus der Technik bekannte Klemmbackenprinzip auf die Bandverankerung überträgt und damit mehrere Vorteile in einer Methode vereinigt:

  - Das Band wird langstreckig im Kegel eingeklemmt. Dadurch werden punktuelle Belastungen durch Zähne, Häkchen etc. und entsprechende Schäden vermieden.
  - Die dabei erzielten Haltekräfte sind um ein Vielfaches höher als bei den bisher verwendeten Fixationstechniken, insbesondere im Vergleich zu der von uns klinisch eingesetzten Einzelklammer.
  - Die Zugrichtung erfolgt in Richtung des kegelförmigen Innenkonus, d.h. das Band wird bei Belastung immer fester eingeklemmt statt auszulockern. Der Schlupf ist minimal.
  - Ein schräg angesetzter Kragen garantiert eine gute Abstützung der Verankerung auf der Knochenoberfläche. Dabei ist die Flächenbelastung so gering, daß eine Usurierung selbst der relativ schwachen Kortikalis der Metaphyse nicht zu befürchten ist.

- Durch Einsenken des Klemmhülsenzylinders in den bereits vorhandenen Bohrkanal wird die freie Länge des alloplastischen Bandes reduziert. Dies bedeutet größere Steifigkeit und geringere Elongation. Ein „bone drifting" ist nicht mehr möglich. Bei einer eventuellen Ruptur des Kunstbandes ist dieses samt Verankerung leicht auszuwechseln.
- Die Klemmhülse ist operationstechnisch problemlos zu implantieren, die Herstellung aus Titan vermeidet Metallallergien.

• Das kunstbandstabilisierte Kniegelenk kann aufgrund der „Sofortbelastbarkeit" einer sehr viel rascheren und gezielteren Rehabilitation zugeführt werden, wie dies die vergleichende Untersuchung von 2 krankengymnastisch unterschiedlich weiterbehandelten Patientengruppen gezeigt hat. Dabei resultierte die intensivere Übungsbehandlung in einer deutlich besseren muskulären Rehabilitation, ohne daß sonstige Nachteile zu verzeichnen gewesen wären. Als Folge dieser Erkenntnisse konnte die Dauer der Weiterbehandlung bzw. der Zeitraum der Arbeitsunfähigkeit deutlich verkürzt werden.

## 6.4 Perspektiven

Die Zukunft alloplastischer Ligamente in der Kreuzbandchirurgie wird neben den materialtechnischen Gegebenheiten und der Verankerung v. a. von der sinnvollen Indikationsstellung abhängen. So reizvoll es ist, im Hinblick auf die vereinfachte Operationstechnik, die beschleunigte Rehabilitation und die guten Ergebnisse im Kurzzeitverlauf künstliche Bänder vermehrt einzusetzen, so wenig ist dem Patienten gedient, wenn diese synthetischen Ligamente mittel- oder langfristig zum größten Teil rupturieren und die Instabilität wiederkehrt. Da dies bei der Wechselbiegebelastung im sich bewegenden Kniegelenk auf lange Sicht zu erwarten ist, erscheint der Einsatz als reine Kreuzbandprothese sehr limitiert und kommt wohl hauptsächlich als Überbrückungsmaßnahme in Betracht. Ob alloplastische Dauerprothesen also erfolgreich sein werden, muß beim heutigen Kenntnisstand und den zur Verfügung stehenden Materialien in Frage gestellt werden.

Sehr viel zukunftsträchtiger ist die Kombination alloplastischer und biologischer Bandstrukturen, sei es als Nahtverstärkung reinserierter Kreuzbänder, wie unsere Studie dies nachgewiesen hat, oder als Augmentation autogener oder allogener Ersatzplastiken (composite graft). Hier hat das synthetische Material nur die Aufgabe, als temporärer (Teil)kraftträger zu dienen, bis das biologische Gewebe sich zum vollwertigen Kreuzbandersatz umstrukturiert hat.

Da die Bandplastik aus dem mittleren Drittel der Patellarsehne derzeit als goldener Standard der Kreuzbandchirurgie gilt, liegt hier eine vielversprechende Einsatzmöglichkeit der synthetischen Augmentation. Das operativ elegante Verfahren wurde von Gächter vorgestellt und beinhaltet die Verstärkung des Patellarsehnentransplantates durch ein transligamentär eingezogenes Kunstband, welches komplett vom autogenen Sehnengewebe umscheidet wird und auf diese Weise mit dem aggressiven Synovialmilieu des Gelenkraums gar nicht in Kontakt kommt (Gächter 1990 b). Das Verfahren wird salopp als „Hot-dog-Technik" bezeichnet, wobei in der ursprünglich angegebenen Methode das Kunstband und das autogene Transplantat gleich lang

## 6.4 Perspektiven

sind und als Verankerung für die Knochenblöckchen eine transossäre Fadenfixation vorgesehen ist. In diesem Punkt erscheint uns die Operationstechnik nicht ganz schlüssig, weil die Lockerung eines Knochenblöckchens z. B. durch Riß eines Fadens trotz alloplastischer Verstärkung zu einer Insuffizienz des Transplantates führen wird, da das Kunstband keine eigene Verankerung hat.

Wir haben deshalb diese Methode dahingehend weiterentwickelt, daß das eingezogene synthetische Band – ein 5-mm-Trevira-Band (neu entwickelter Bandtyp statt des bisherigen 6 mm Bandes) – an beiden Seiten des Patellarsehnentransplantates ca. 10 cm übersteht und durch die ohnehin vorhandenen Bohrkanäle nach außen geleitet

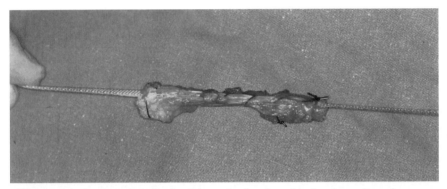

**Abb. 6.1.** „Hot-dog-Transplantat" mit mittlerem Patellarsehnendrittel und innenliegendem 5-mm-Trevira-Band

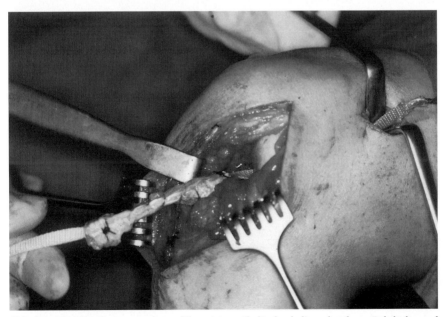

**Abb. 6.2.** Einziehen des „composite graft" von intraartikulär durch die vorhandenen Bohrlöcher und Ausleiten des synthetischen Bandes auf die Knochenoberfläche zur Verankerung dort

wird. Die feste Verbindung zwischen Kunstband und Knochenblöckchen wird in üblicher Weise durch mehrere transossäre Nähte sichergestellt (Abb. 6.1).

Nachdem die Knochenblöckchen in der Spongiosa von Femur- und Tibiametaphyse eingekeilt sind, erfolgt die Verankerung auf der Knochenoberfläche, wobei in letzter Zeit ausschließlich die neu entwickelten und getesteten Klemmhülsen zur Anwendung kamen (Abb. 6.2).

Die Besonderheit dieses Verfahrens liegt darin, die Vorteile der „Hot-dog-Technik" zu nutzen, das künstliche Band jedoch eigenständig zu verankern und dabei die verbesserte Klemmhülsenfixation einzusetzen (Abb. 6.3). Auf diese Weise wird das alloplastische Band während der Umbauphase des autogenen Transplantats die Last mit einer erheblichen Stabilität übernehmen, so daß die wünschenswerte intensive frühfunktionelle Weiterbehandlung problemlos vorgenommen werden kann, ohne die Patellarsehne zu gefährden. Nach der Umstrukturierung des körpereigenen Ersatzgewebes – also frühestens nach 1 Jahr – ist das synthetische Band nicht mehr vonnöten und kann reißen oder entfernt werden, ohne die Stabilität zu beeinträchtigen. In dieser Technik wurden bisher 28 VKB-Plastiken durchgeführt, wobei die Frühergebnisse sehr positiv sind.

Noch wichtiger als für die autogene Bandplastik kann in Zukunft die Augmentation für den allogenen Patellarsehnenersatz sein, da diese Transplantate nach bisheri-

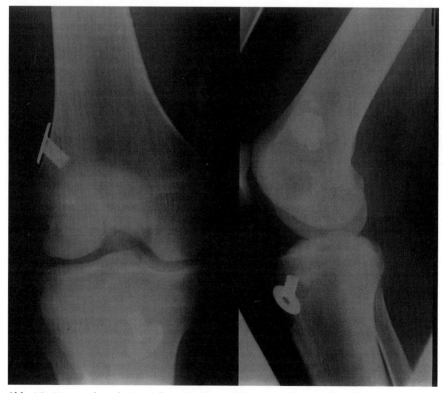

**Abb. 6.3.** Röntgenologische Darstellung der Klemmhülsen nach „Hot-dog-Plastik"

## 6.4 Perspektiven

gem Kenntnisstand eine noch längere mechanische Stabilitätslücke aufweisen und somit des alloplastischen Schutzes noch dringender bedürfen. Allogene Bandplastiken haben aber in vieler Hinsicht so große Vorteile, daß mit ihrer weiteren Verbreitung im klinischen Alltag in wenigen Jahren zu rechnen ist.

# 7 Zusammenfassung

Ziel der vorliegenden klinischen Studie war es, anhand von zwei klar definierten Indikationsstellungen die Einsatzmöglichkeiten eines alloplastischen Ligaments aus Polyäthylenterephthalat in der Chirurgie des VKB hinsichtlich Verträglichkeit, Stabilität, Komplikationsträchtigkeit und mittelfristiger Haltbarkeit zu überprüfen. Als geeignete Indikationen boten sich die Nahtprotektion frisch rupturierter reinsertionsfähiger Kreuzbänder und der Kreuzbandersatz als „salvage procedure" bei mehrfach voroperierten komplexinstabilen Kniegelenken an. Nach subtiler präoperativer Untersuchung, arthroskopischer Diagnostik, standardisierter Operationstechnik, bei der das synthetische Band isometrisch durch 2 Bohrkanäle geführt wurde, und frühfunktioneller Weiterbehandlung wurden die Patienten über einen Sechsjahreszeitraum in jährlichen Abständen nachuntersucht.

Zur Abschlußuntersuchung nach durchschnittlich 44,5 Monaten, bei der über 90 % der Operierten erfaßt werden konnten, wurden der klinische Befund erhoben, instrumentelle Messungen der Kniegelenkstabilität vorgenommen, kniespezifische Funktionstests durchgeführt, der röntgenologische Arthrosegrad bestimmt und das Ergebnis anhand mehrerer Scores evaluiert. Dabei zeigten sich für die Gruppe „Nahtprotektion" postoperativ gute Resultate, die sich während des Nachbeobachtungszeitraums konstant hielten, während die Gruppe „chronisch vorgeschädigte Gelenke" durch die Operation nur eine mäßiggradige Befundverbesserung erfuhr, die zudem im weiteren Verlauf abnahm.

Die Komplikationsanalyse erbrachte als einen der Schwachpunkte des alloplastischen Bandersatzes die Fixation des synthetischen Ligaments am Knochen. Dies gab Anlaß zur Entwicklung einer neuartigen Verankerung (Klemmhülse), die in linearen Zugbelastungstests und in Wechsellastversuchen an verschiedenen Prüfmodellen experimentell mit mehreren gängigen Verankerungstechniken verglichen wurde. Dabei zeigte sich eine signifikante Überlegenheit der Klemmhülse hinsichtlich Ausreißfestigkeit, Steifigkeit, Minimierung der Elongation und Dauerbelastbarkeit gegenüber den übrigen getesten Verankerungen.

Die Ergebnisse der klinischen Studie und der experimentellen Untersuchungen hatten die Einführung einer neuen verbesserten Operationstechnik zum plastischen Ersatz des VKB zur Folge.

# Literatur

1. Aglietti P, Buzzi R, D'Andria S, Zaccherotti G (1992) Long-term study of anterior cruciate ligament reconstruction for chronic instability using the central one-third patellar tendon and a lateral extraarticular tenodesis. Am J Sports Med 20: 38-45
2. Ahlfeld SK, Larson RL, Collins HR (1987) Anterior cruciate reconstruction in the chronically unstable knee using an expanded polytetrafluoroethylene (PTFE) prosthetic ligament. Am J Sports Med 15: 326-330
3. Amendola A, Fowler P (1992) Allograft anterior cruciate ligament reconstruction in a sheep model. Am J Sports Med 20: 336-346
4. Amiel D, Kleiner JB, Akeson WH (1986) The natural history of the anterior cruciate ligament autograft of patellar tendon origin. Am J Sports Med 14: 449-462
5. Amis AA (1988) The strength of artificial ligament anchorages. J Bone Joint Surg Br 70: 397-403
6. Amis AA, Scammell BE (1993) Biomechanics of intra-articular and extra-articular reconstruction of the anterior cruciate ligament. J Bone Joint Surg Br 75: 812-817
7. Andersson C, Gillquist J (1992) Treatment of acute isolated and combined ruptures of the anterior cruciate ligament. A long-term follow-up study. Am J Sports Med 20: 7-12
8. Andersson C, Odensten M, Gillquist J (1991) Knee function after surgical or nonsurgical treatment of acute rupture of the anterior cruciate ligament: a randomized study with a long-term follow-up period. Clin Orthop Relat Res 264: 255-263
9. Andersen HN, Bruun C, Sondergard-Petersen PE (1992) Reconstruction of chronic insufficient anterior cruciate ligament in the knee using a synthetic dacron prosthesis. Am J Sports Med 20: 20-23
10. Apley AG (1990) Editorial: an assessment of assessment. J Bone Joint Surg Br 72: 957-958
11. Arnoczky SP (1983) Anatomy of the anterior cruciate ligament. Clin Orth Relat Res 172: 19-25
12. Arnoczky SP, Warren RF, Ashlock MA (1986) Replacement of the anterior cruciate ligament using a patellar tendon allograft. J Bone Joint Surg Am 68: 376-385
13. Arnoczky SP, Torzilli PA, Warren RF, Allen AA (1988) Biologic fixation of ligament prostheses and augmentations. Am J Sports Med 16: 106-112
14. Ascherl R, Siebels W, Kobor B et al. (1985) Vergleichende experimentelle Untersuchungen an biologischen Materialien zum Ersatz des vorderen Kreuzbandes. Unfallchirurgie 11: 278-288
15. Ascherl R, Siebels W, Scherer MA et al. (1991) Integration und Einheilung von Kreuzbandprothesen - experimentelle Untersuchungen. Berichtsband DVM/AO Tagung 11: 111-118, Deutscher Verband für Materialforschung und -prüfung, Eigenverlag, Berlin
16. Baldovin M, Sandini F, Spina V, Piovan P, Romagnoli R, Melanotte PL (1989) La riconstruzione dei legamenti crociati del ginocchio con il legamento artificiale Leeds-Keyo. Minerva Orthop Traumatol 40: 557-536
17. Balkfors B (1982) The course of knee-ligament injuries. Acta Orthop Scand [Suppl 198] 53: 1-99
18. Ballmer PM, Kipfer WC, Grünig B, Stäubli HU, Zehnder R, Jakob RP (1990) Spätergebnisse nach primärer Naht. In: Jakob RP, Stäubli HU (Hrsg) Kniegelenk und Kreuzbänder. Springer, Berlin Heidelberg New York, S 299-304
19. Barrack RL, Skinner HB, Buckley SL (1989) Proprioception in the anterior cruciate deficient knee. Am J Sports Med 17: 1-6
20. Barrack RL, Bruckner JD, Kneisl J, Inman WS, Alexander AH (1990) The outcome of nonoperatively treated complete tears of the anterior cruciate ligament in active young adults. Clin Orthop Relat Res 259: 192-199
21. Barrett DS (1991) Proprioception and function after anterior cruciate reconstruction. J Bone Joint Surg Br 73: 833-837

22. Barrett GR, Line LL, Shelton WR, Manning JO, Phelps R (1993) The Dacron ligament prosthesis in anterior cruciate ligament reconstruction. Am J Sports Med 21: 367–373
23. Bartsch H, Stelter M, Zak K (1986) Erste Ergebnisse der Implantation des Polytetrafluoräthylen-Prothesenbandes. Orthop Prax 5: 341–345
24. Battle WH (1900) A case after open section of the knee joint for irreducible traumatic dislocation. Clin Soc London Trans 33: 232–233
25. Beck C, Drez D, Young J, Cannon WD, Stone ML (1986) Instrumented testing of functional knee braces. Am J Sports Med 14: 253–256
26. Benedetto KP (1985 a) Der Ersatz des vorderen Kreuzbandes mit dem vasculär gestielten zentralen Drittel des Ligamentum patellae, Teil 1. Morphologische Grundlagen. Unfallchirurg 88: 182–188
27. Benedetto KP (1985 b) Der Ersatz des vorderen Kreuzbandes mit dem vasculär gestielten zentralen Drittel des Ligamentum patellae. Teil 2. Operationstechnik und Ergebnisse. Unfallchirurg 88: 189–197
28. Bercovy M, Goutallier D, Voisin MC, Geiger D, Blanquaert D, Gaudichet A, Patte D (1985) Carbon-PGLA prostheses for ligament reconstruction. Clin Orth Relat Res 196: 159–168
29. Berg P, Mjöberg B (1991) A lateral skin incision reduces peripatellar dysaesthesia after knee surgery. J Bone Joint Surg Br 73: 374–376
30. Bernett P, Seeske H, Feldmeier C (1985) Die Versorgung der frischen und der veralteten Kreuzbandruptur mit kombiniertem autologem und alloplastisch verstärktem Sehnentransplantat (Polypropylen-Band). Unfallchirurgie 11: 251–258
31. Beynnon B, Howe JG, Pope MH, Johnson RJ, Fleming BC (1992) The measurement of anterior cruciate ligament strain in vivo. Int Orthop (SICOT) 16: 1–12
32. Biden E, O'Connor J, Collins JJ (1990) Gait Analysis. In: Daniel D Akeson W, O'Connor J (eds) Knee ligaments: Structure, function, injury and repair. Raven Press, New York, pp: 291–311
33. Biedert R, Müller W, Hackenbruch W, Baumgartner R (1990) Operative Versorgung der vorderen Kreuzbandinsuffizienz – ein Vergleich der Resultate nach Naht bzw. Refixation, primärer Augmentation sowie Ersatzplastik. In: Jakob RP, Stäubli HU (Hrsg) Kniegelenk und Kreuzbänder. Springer, Berlin Heidelberg New York, S 412–423
34. Bircher E (1921) Die Arthroendoskopie. Zentralbl Chir 48: 1460–1461
35. Bircher E (1933) Über Binnenverletzungen des Kniegelenkes. Arch Klin Chir 177: 290–359
36. Blatter G, Tissi R (1991) Ist die Naht des rupturierten vorderen Kreuzbandes ohne Augmentation sinnvoll? Unfallchirurgie 17: 232–235
37. Blauth W (1984) Die zweizügelige Ersatzplastik des vorderen Kreuzbandes aus der Quadricepssehne. Unfallheilkunde 87: 45–51
38. Blauth W (1991) Gegenwart und Zukunft der CPM-Behandlung (Continuous passive motion). Orthop Prax 11: 684–690
39. Blauth W, Hassenpflug J (1985) Gedanken zur Kreuzbandrekonstruktion unter besonderer Berücksichtigung von synthetischem Ersatzmaterial. Unfallchirurg 88: 118–125
40. Blauth W, Helm C (1988) Vordere Kreuzbandrupturen – ein diagnostisches Problem? Unfallchirurg 91: 358–365
41. Bolton W, Bruchman B (1983 a) Mechanische Eigenschaften des gereckten GORE-TEX-Polytetrafluoräthylen-(PTFE-) Prothesen-Bandes. In: Burri C, Claes L (Hrsg) Alloplastischer Bandersatz. Aktuel Probl Chir Orthop 25: 42–48
42. Bolton W, Bruchman B (1983 b) Biologische Eigenschaften des expandierten GORE-TEX Polyfluoräthylen-(PTFE)- Prothese-Bandes. In: Burri C, Claes L (Hrsg) Alloplastischer Bandersatz. Aktuel Probl Chir Orthop 25: 76–82
43. Bonamo JJ, Krinick RM, Sporn AA (1984) Rupture of the patellar ligament after use of its central third for anterior cruciate reconstruction. J Bone Joint Surg Am 66: 1294–1297
44. Bonamo JJ, Fay C, Firestone T (1990) The conservative treatment of the anterior cruciate deficient knee. Am J Sports Med 18: 618–623
45. Bonnet A (1845) Traité des maladies des articulations. Vol I et II, avec atlas. Baillière, Paris
46. Bosch U, Kasperczyk WJ (1992) Healing of the patellar tendon autograft after posterior cruciate ligament reconstruction – a process of ligamentization ? Am J Sports Med 20: 558-566
47. Bosch U, Kasperczyk W, Oestern HJ, Tscherne H (1988) Hinterer Kreuzbandersatz – Makroradiographische und histologische Untersuchungen in der Frühphase der Einheilung eines Patellarsehnentransplantates (PTS) bei frühfunktioneller Nachbehandlung. Chir Forum, Langenbecks Arch Chir [Suppl] 177–180
48. Bosch U, Kasperczyk W, Marx M, Reinert C, Oestern HJ, Tscherne H (1989 a) Healing at graft fixation site under functional conditions in posterior cruciate ligament reconstruction. Arch Orthop Trauma Surg 108: 154–158
49. Bosch U, Kasperczyk W, Oestern HJ, Tscherne H (1989 b) Die Bedeutung der Revascularisierung eines freien Patellarsehnentransplantates (PTS) für die Nachbehandlung beim hinteren Kreuzbandersatz. Hefte Unfallheilk 207: 271–272

50. Bosch U, Decker B, Kasperczyk W, Nerlich A, Oestern HJ, Tscherne H (1990) Ultrastrukturelle und lichtmikroskopische Veränderungen beim hinteren Kreuzbandersatz als Ursache reduzierter biomechanischer Eigenschaften. Chir Forum, Langenbecks Arch Chir [Suppl] 157–161
51. Bosworth DM, Bosworth BM (1936) Use of fascia lata to stabilize the knee in cases of ruptured crucial ligaments. J Bone Joint Surg Am 18: 178–179
52. Boszotta H, Helpertstorfer W, Pflanzl W (1993) Fremdkörpersynovitis – limitierender Faktor bei der Verwendung des Trevirabandes in der Kreuzbandchirurgie? Unfallchirurgie 19: 138–143
53. Brantigan DC, Voshell AF (1941) The mechanics of the ligaments and menisci of the knee joint. J Bone Joint Surg 23: 44–66
54. Braun-Hellwig P (1987) Ergebnisse nach alloplastischer Korrektur kombinierter Kapsel-Band-Verletzungen. BG U Med 64: 261–267
55. Brückner H (1966) Eine neue Methode der Kreuzbandplastik. Chirurg 37: 413–414
56. Brülhart KB, Sartoretti C, Roggo A, Kossmann T, Duff C, Trentz O (1993) Ausriß des Ligamentum patellae an der Tuberositas tibiae als Komplikation nach Kreuzbandersatzplastik. Unfallchirurg 96: 387–389
57. Brunet ME, Kester MA, Cook SD, Leinhard TM, Haddad RJ (1987) Biomechanical evaluation of superficial transfer of the biceps femoris tendon. Am J Sports Med 15: 103–110
58. Bülzebruck H, Holle R, Havemann K, Hirschberger S, Drings P (1986) Analyse der Selektionseffekte einer Therapiestudie. Onkologie 9: 274–280
59. Burks RT, Haut RC, Lancaster RL (1990) Biomechanical and histological observations of the dog patellar tendon after removal of its central one-third. Am J Sports Med 18: 146–153
60. Burri C (1980) Grundlagen des Kniebandersatzes durch Kohlenstoff. Unfallheilkunde 83: 208–213
61. Burri C, Neugebauer R (1981) Technik des alloplastischen Bandersatzes mit Kohlefasern. Unfallchirurgie 7: 289–297
62. Burri C, Claes L, Mutschler W (1979) Eine neue 1-Loch-Platte zur Reinsertion von Bandansätzen. Unfallchirurgie 5: 100–104
63. Butler DL, Grood ES, Noyes FR, Sodd A (1985) On the interpretation of our anterior cruciate ligament data. Clin Orthop Relat Res 196: 26–34
64. Campbell WC (1936) Repair of the ligaments of the knee. Surg Gynecol Obstet 52: 964–968
65. Campbell WC (1939) Reconstruction of the ligaments of the knee. Am J Surg 43: 473–480
66. Casteleyn PP, Handelberg F, Opdecam P (1988) Traumatic haemarthrosis of the knee. J Bone Joint Surg Br 70: 404–406
67. Cawley PW, France EP, Paulos LE (1991) The current state of functional knee bracing research. Am J Sports Med 19: 226–233
68. Chick RR, Jackson DW (1978) Tears of the anterior cruciate ligament in young athletes. J Bone Joint Surg Am 60: 970–973
69. Chiroff RT (1975) Experimental replacement of the anterior cruciate ligament. J Bone Joint Surg Am 57: 1124–1127
70. Cho Ko (1975) Reconstruction of the anterior cruciate ligament by semitendinosus tenodesis. J Bone Joint Surg 57 A: 608–612
71. Claes L (1991) Ergebnispapier: Die wissenschaftlichen Grundlagen des Bandersatzes. Workshop Reisensburg, Ulm, 22.–23.3.
72. Claes L, Neugebauer R (1985) In vivo and in vitro investigation of the long-term behavior and fatigue strength of carbon fiber ligament replacement. Clin Orthop Relat Res 196: 99–111
73. Claes L, Burri C, Neugebauer R, Wolter D (1981) Biomechanische Untersuchungen zum alloplastischen Ersatz von Bändern mit elastischen Kohlenstoffaser-Bandprothesen. Rheumamed 3: 63–64
74. Claes L, Dürselen L, Kiefer H, Mohr W (1987 a) The combined anterior cruciate and medial collateral ligament replacement by various materials: a comparative animal study. J Biomed Mater Res 21: 319–343
75. Claes L, Kiefer H, Dürselen L, Mohr W (1987 b) Vergleichende Untersuchungen an 6 verschiedenen Bandersatzmaterialien und Augmentationsplastiken für den antero-medialen Bandersatz. Chir Forum, Langenbecks Arch Chir [Suppl] 415–419
76. Claes L, Ludwig J, Dürselen L (1991) Die Testung der Biokompatibilität von Abriebpartikeln alloplastischer Bandprothesen im Kaninchenkniegelenk. Berichtsband DVM/AO Tagung 11: 69–71, Deutscher Verband für Materialforschung und -prüfung, Eigenverlag, Berlin
77. Clancy WG, Narechania RG, Rosenberg TD, Gmeiner JG, Wisnefske DD, Lange TA (1981) Anterior and posterior cruciate ligament reconstruction in Rhesus monkeys. J Bone Joint Surg Am 63: 1270–1284
78. Clancy WG, Nelson DA, Reider B, Narechania RG (1982) Anterior cruciate ligament reconstruction using one-third of the patellar ligament, augmented by extra-articular tendon transfers. J Bone Joint Surg Am 64: 352–359
79. Coenen H (1931) Zur Seidenplastik an den Fingersehnen und Gelenken (Tendinoplastik, Stavroplastik, Desmoplastik). Dtsch Z Chir 234: 699–709

80. Colville MR, Lee CL, Ciullo JV (1986) The Lenox Hill brace. Am J Sports Med 14: 257–261
81. Consensus Conference (1990) Treatment of acute knee injuries with anterior cruciate lesions (ACL-injuries). Report from the Consensus Conference during the Fourth ESKA Congress Stockholm, June 25–30
82. Contzen H (1983) Mechanische Eigenschaften der Polyester-Prothesen. In: Burri C und Claes L (Hrsg.) Alloplastischer Bandersatz. Aktuel Probl Chir Orthop 25: 40–41
83. Contzen H (1985) Materialtechnische Voraussetzungen und biologische Grundlagen für den alloplastischen Kniebandersatz. Unfallchirurgie 11: 242–246
84. Contzen H (1987) Materialtechnische Voraussetzungen und biologische Reaktionen. BG U Med 64: 213–226
85. Contzen M (1983 a) Alloplastischer Bandersatz im Tierversuch. In: Burri C, Claes L (Hrsg) Alloplastischer Bandersatz. Aktuel Probl Chir Orthop 25: 66–69
86. Contzen M (1983 b) Experimentelle Untersuchungen zur Rekonstruktion isolierter Bandstrukturen durch alloplastisches Bandmaterial. Inauguraldissertation, Frankfurt
87. Corner EM (1914) The exploration of the knee-joint: with some illustrative cases. Br J Surg 2: 191–204
88. Cotton FJ, Morrison GM (1934) Artificial ligaments at the knee. N Engl J Med 210: 1331–1334
89. Cross MJ, Wootton JR, Bokor DJ, Sorrenti SJ (1993) Acute repair of injury to the anterior cruciate ligament. Am J Sports Med 21: 128–131
90. Cubbins WR, Callahan JJ, Scuderi CS (1937) Cruciate ligament injuries caused by complete and incomplete dislocations. Early and late pathology, symptoms, and a method of repair. Surg Gynecol Obstet 64: 218–225
91. Cubbins WR, Callahan JJ, Scuderi CS (1939) Cruciate ligaments. A résumé of operative attacks and results obtained. Am J Surg 43: 481–485
92. Cutler SJ, Ederer F (1958) Maximum utilization of the life table method in analyzing survival. J Chron Dis 8: 699–712
93. Dahlstedt LJ, Netz P, Dalén N (1989) Poor results of bovine xenograft for knee cruciate ligament repair. Acta Orthop Scand 60: 3–7
94. Dahlstedt L, Dalén N, Jonsson U (1990) Goretex prosthetic ligament vs. Kennedy ligament augmentation device in anterior cruciate ligament reconstruction. Acta Orthop Scand 61: 217–224
95. Daniel DM (1992) Who benefits from ACL surgery? Am Acad Orthop Surg AAOS Instructional Course: „Anterior cruciate ligament", Washington D.C., 21.–25. Febr
96. Daniel DM, Van Kampen CL (1988) Synthetic augmentation of biologic anterior cruciate ligament substitution. In: Friedman MJ and Ferkel RD (eds.) Prosthetic ligament reconstruction of the knee. Saunders, Philadelphia, pp 65–70
97. Daniel DM, Malcom LL, Losse G, Stone ML, Sachs R, Burke R (1985 a) Instrumented measurement of anterior laxity of the knee. J Bone Joint Surg Am 67: 720–726
98. Daniel DM, Stone ML, Sachs R, Malcom L (1985 b) Instrumented measurement of anterior knee laxity in patients with acute anterior cruciate ligament disruption. Am J Sport Med 13: 401–407
99. Delee JC, Craviotto DF (1991) Rupture of the quadriceps tendon after a central third patellar tendon anterior cruciate ligament reconstruction. Am J Sports Med 19: 415–416
100. Denti M, Arosio A, Monteleone M, Peretti G (1990) Preliminary assessment of anterior cruciate reconstruction with the Leeds-Keio artificial ligament. Am J Knee Surg 3: 181–186
101. Di Giovine NM, Shields CL (1991) Synthetic ligaments in ACL reconstruction. A review. Am J Knee Surg 4: 42–48
102. Diehl K, El-Ahmad M, Franzl K (1987) Kapselbandchirurgie des Kniegelenkes mit resorbierbaren Materialien. Z Orthop 125: 467–472
103. Dittel KK (1989) Der alloplastische Ersatz des anterioren Kreuzbandes. Biofunktionalität und Biokompatibilität. Habilitationsschrift, Stuttgart
104. Donaldson WF, Warren RF, Wickiewicz T (1985) A comparison of acute anterior cruciate ligament examinations. Am J Sports Med 13: 5–10
105. Drez DJ, Delee J, Holden JP, Arnoczky S, Noyes FR, Roberts TS (1991) Anterior cruciate ligament reconstruction using bone-patellar tendon-bone allografts. Am J Sports Med 19: 256–263
106. Duncan KH, Wheeler DK (1990) Staple migration simulating lateral meniscus injury. Am J Sports Med 18: 211–213
107. Dupont JY, Scellier C (1990) Natürlicher Verlauf intraartikulärer Begleitverletzungen bei chronischer Insuffizienz des vorderen Kreuzbandes. In: Jakob RP, Stäubli HU (Hrsg) Kniegelenk und Kreuzbänder. Springer, Berlin Heidelberg New York, S 252–255
108. Echtermeyer V, Gotzen L (1984) Differenzierte Nachbehandlung bei Kapsel-Bandrekonstruktionen vorderer Instabilitäten. Hefte Unfallheilkd 167: 383–386
109. Eggli D (1986) Training und Diagnostik mit Isokinetik. Magglinger Fachzeitschrift der eidgenössischen Turn- und Sportschule Magglinen (Schweiz) 2: 14–16

110. Eggli D (1987) Maßvolles Training: Einsatz isokinetischer Systeme. In: von Ow D, Hüni G (Hrsg) Muskuläre Rehabilitation. Perimed, Erlangen, S 117–124
111. Emery MA, Rostrup O (1960) Repair of the anterior cruciate ligament with 8 mm tube Teflon in dogs. Can J Surg 4:111–115
112. Enneker C (1985) Kombinierte Plastik des vorderen Kreuzbandes mit gestieltem Periostlappen und Kutisstreifen. Unfallchirurgie 11: 235–237
113. Faccini R, Traina GC, Menegale G, Dondi M, Bertolazzi P (1988) Studio del liquido sinoviale in operati di protesi legamentosa tipo Gore-Tex. Ital J Sports Traumatol 10: 251–258
114. Feagin JA (1979) The syndrome of the torn anterior cruciate ligament. Orthop Clin North Am 10: 81–90
115. Feagin JA, Curl WW (1976) Isolated tear of the anterior cruciate ligament. 5-year follow-up study. Am J Sports Med 4: 95–100
116. Feagin JA, Abbott HG, Rodous JR (1972) The isolated tear of the anterior cruciate ligament. J Bone Joint Surg Am 54: 1340–1341
117. Feagin JA, Cabaud HE, Curl WW (1982) The anterior cruciate ligament: radiographic and clinical signs of successful and unsuccessful repairs. Clin Orthop Relat Res 164: 54–58
118. Feagin JA, Kenneth LL, Cunningham RR, Anderson LM, Riegel J, Kind PH, Van Genderen L (1987) Consideration of the anterior cruciate ligament injury in skiing. Clin Orthop Relat Res 218: 13–18
119. Fellinger M, Passler JM, Wilburger R, Hofer HP (1993) Komplikationen und mögliche Fehlerquellen bei der Anwendung von Interferenzschrauben in der arthroskopischen Kreuzbandchirurgie. Arthroskopie 6: 33–38
120. Felsenreich F (1934) Klinik der Kreuzbandverletzungen. Arch Klin Chir 179: 375–408
121. Ferkel RD, Fox J M, Wood D, Del Pizzo W, Friedman MJ, Snyder SJ (1989) Arthroscopic "second look" at the GORE-TEX ligament. Am J Sports Med 17: 147–153
122. Fetto JF, Marshall JL (1980) The natural history and diagnosis of anterior cruciate ligament insufficiency. Clin Orthop Relat Res 147: 29–38
123. Finsterbush A, Frankl U, Matan Y, Mann G (1990) Secondary damage to the knee after isolated injury of the anterior cruciate ligament. Am J Sports Med 18: 475–479
124. Flandry F, Hund JP, Terry GC, Hughston JC (1991) Analysis of subjective knee complaints using visual analog scales. Am J Sports Med 19: 112–118
125. Forster IW, Ralis ZA, McKibbin B, Jenkins DHR (1978) Biological reaction to carbon fiber implants: the formation and structure of a carbon-induced "neotendon". Clin Orthop Relat Res 131: 299–307
126. Fowler PJ (1985) Kennedy ligament augmentation device for support of tissue graft in the cruciate deficient knee. Orthop Rev 14: 17–25
127. Fowler PJ, Regan WD (1987) The patient with symptomatic chronic anterior cruciate ligament insufficiency. Results of minimal arthroscopic surgery and rehabilitation. Am J Sports Med 15: 321–325
128. Freudiger S (1991) Unsere Anforderungen an ein künstliches vorderes Kreuzband. Berichtsband DVM/AO Tagung 11: 9–18, Deutscher Verband für Materialforschung und -prüfung. Eigenverlag, Berlin
129. Fried JA, Bergfeld JA, Weiker G, Andrish JT (1985) Anterior cruciate reconstruction using the Jones-Ellison procedure. J Bone Joint Surg Am 67: 1029–1033
130. Friederich NF, O'Brien WR (1990) Zur funktionellen Anatomie der Kreuzbänder. In: Jakob RD, Stäubli HU (Hrsg) Kniegelenk und Kreuzbänder. Springer, Berlin Heidelberg New York, S 80–95
131. Friederich NF, Müller W, O'Brien WR (1992) Klinische Anwendung biomechanischer und funktionell anatomischer Daten am Kniegelenk. Orthopäde 21: 41–50
132. Früh HJ, Schmid G, Siebels W, Ascherl R, Blümel G (1991) Experimentelle Untersuchung verschiedener Fixationsmethoden für synthetische Materialien beim künstlichen Bandersatz. Berichtsband DVM/AO Tagung 11: 47–57, Deutscher Verband für Materialforschung und -prüfung. Eigenverlag, Berlin
133. Fu FH, Greenwald AS, Olson EJ, Silvaggio VJ (1991) The science of anterior cruciate ligament implants. Am Acad Orthop Surg AAOS, 58th Annual Meeting. Anaheim, California, March 7–12
134. Fujikawa K (1988) Clinical study of anterior cruciate ligament reconstruction with the Leeds-Keio artificial ligament. In: Friedman MJ, Ferkel RD (eds) Prosthetic ligament reconstruction of the knee. Saunders, Philadelphia, pp 132–139
135. Fujikawa K, Iseki F, Seedhom BB (1989) Arthroscopy after anterior cruciate reconstruction with the Leeds-Keio ligament. J Bone Joint Surg Br 71: 566–570
136. Gächter A (1990 a) Arthroskopisches Shaving nach Kreuzbandplastiken. Orthopäde 19: 103–106
137. Gächter A (1990 b) Plastik aus einem transligamentären Zugang. In: Jakob RP, Stäubli HU (Hrsg) Kniegelenk und Kreuzbänder. Springer, Berlin Heidelberg New York, S 393–398

138. Galen C (1954) Über den Gebrauch der Körperteile. In: Beintke E, Kalenberg W (Hrsg) Die Werke des Galen, übersetzt und erläutert, Bd I - V. Hippokrates, Stuttgart
139. Garbe S (1991) Die doppelläufige Ersatzplastik des vorderen Kreuzbandes mit dem Fascia-lata-Streifen. Unfallchirurg 94: 346-350
140. Garcia-Schürmann JM (1993) Eine neuartige Fixation für den künstlichen Kreuzbandersatz. Inauguraldissertation, Universität Essen
141. Garrick JG, Requa RK (1987) Prophylactic knee bracing. Am J Sports Med 15: 471-476
142. Genelin F, Trost A, Primavesi C, Knoll P (1993) Late results following proximal reinsertion of isolated ruptured ACL ligaments. Knee Surg Sports Traumatol Arthroscopy 1: 17-19
143. Gerber C, Hoppeler H, Claassen H, Robotti G, Zehnder R, Jakob RP (1985) The lower-extremity musculature in chronic symptomatic instability of the anterior cruciate ligament. J Bone Joint Surg Am 67: 1034-1043
144. Gillquist J (1987) Important factors in the use of the Dacron ligament. Acta Orthop Belg 53: 353-355
145. Gillquist J (1993) Kreuzbandprothesen. Orthopäde 22: 381-385
146. Gillquist J, Odensten M (1988) Arthroscopic reconstruction of the anterior cruciate ligament. Arthroscopy 4: 5-9
147. Gillquist J, Odensten M (1993) Reconstruction of old anterior cruciate ligament tears with a Dacron prosthesis. Am J Sports Med 21: 358-366
148. Giove TP, Miller SJ, Kent BE, Sanford TL, Garrick JG (1983) Non-operative treatment of the torn anterior cruciate ligament. J Bone Joint Surg Am 65: 184-192
149. Girgis FG, Marshall JL, Al Monajem ARS (1975) The cruciate ligaments of the knee joint. Clin Orthop Relat Res 106: 216-231
150. Goetjes H (1913) Über Verletzungen der Ligamenta cruciata des Kniegelenkes. Dtsch Z Chir 123: 221-289
151. Gögus A, Lobenhoffer P, Tscherne H (1993) Der allogene Kreuzbandersatz. Perspektiven und erste klinische Ergebnisse. Unfallchirurg 96: 93-99
152. Gomes JLE, Marczyk LRS (1984) Anterior cruciate ligament reconstruction with a loop or double thickness of semitendinosus tendon. Am J Sports Med 12: 199-203
153. Good L, Odensten M, Pettersson L, Gillquist J (1989) Failure of a bovine xenograft for reconstruction of the anterior cruciate ligament. Acta Orthop Scand 60: 8-12
154. Good L, Tarlow SD, Odensten M, Gillquist J (1990) Load tolerance, security, and failure modes of fixation devices for synthetic knee ligaments. Clin Orthop Relat Res 253: 190-196
155. Gort J, Rostrup O (1959) Teflon fabric for ligament reconstruction: an experimental study. Can J Surg 3: 75-78
156. Grood ES, Noyes FR (1976) Cruciate ligament prosthesis: Strength, creep, and fatigue properties. J Bone Joint Surg Am 58: 1083-1088
157. Grüber J, Wolter D, Lierse W (1986) Der vordere Kreuzbandreflex (LCA-Reflex). Unfallchirurg 89: 551-554
158. Gudde P, Wagenknecht R (1973) Untersuchungsergebnisse bei 50 Patienten 10-12 Jahre nach der Innenmeniskusoperation bei gleichzeitig vorliegender Ruptur des vorderen Kreuzbandes. Z Orthop 111: 369-372
159. Gupta BN, Brinker WO (1969) Anterior cruciate ligament prosthesis in the dog. J Am Vet Med Assoc 154: 1057-1061
160. Hackenbruch W, Hey W, Henche HR (1990) Spätresultate nach Ersatzplastik mit autologem freiem Ligamentum patellae. In: Jakob RP, Stäubli HU (Hrsg) Kniegelenk und Kreuzbänder. Springer, Berlin Heidelberg New York, S 424-427
161. Hanley P, Lew WD, Lewis JL, Hunter RE, Kirstukas S, Kowalczyk C (1989) Load sharing and graft forces in anterior cruciate ligament reconstructions with the ligament augmentation device. Am J Sports Med 17: 414-422
162. Hardin GT, Shelbourne KD, Rettig AC, Williams RJ (1991) Comparison of open versus arthroscopically assisted anterior cruciate ligament reconstruction with autogenous patellar tendon. AAOS Abstract Book 133
163. Harner CD, Irrgang JJ, Paul J, Dearwater S, Fu FH (1992) Loss of motion after anterior cruciate ligament reconstruction. Am J Sports Med 20: 489-506
164. Harrison WE, Sisler J (1974) Reconstruction of acromioclavicular joint using synthetic fascia. Proceedings AAOS Symposium on "The shoulder", Dallas
165. Hassenpflug J (1986) Die arterielle Blutversorgung der Kniescheibe und Beeinträchtigung durch verschiedene operative Zugangswege zum Kniegelenk. Z Orthop 124: 521-522
166. Hassenpflug J, Blauth W, Rose D (1985) Zum Spannungsverhalten von Transplantaten zum Ersatz des vorderen Kreuzbandes. Zugleich ein Beitrag zur Kritik an der "Over-the-Top"-Technik. Unfallchirurg 88: 151-158

167. Haupt PR, Duspiva W (1988) PDS-Augmentationsplastik bei Kreuzbandverletzungen. Unfallchirurg 91: 97–105
168. Haut RC, Powlison AC (1990) The effects of test environment and cyclic stretching on the failure properties of human patellar tendons. J Orthop Res 8: 532–540
169. Hawkins RJ, Misamore GW, Merritt TR (1986) Followup of the acute nonoperated isolated anterior cruciate ligament tear. Am J Sports Med 14: 205–210
170. Hefti F (1990) Heilungsvorgänge. In: Jakob RP, Stäubli HU (Hrsg) Kniegelenk und Kreuzbänder. Springer, Berlin Heidelberg New York, S 263–267
171. Hefti F, Müller W (1993) Heutiger Stand der Evaluation von Kniebandläsionen. Orthopäde 22: 351–362
172. Hefti F, Gächter A, Jenny H, Morscher E (1982) Replacement of the anterior cruciate ligament. A comparative study of four different methods of reconstruction. Arch Orthop Traumat Surg 100: 83–94
173. Hefti F, Holzach P, Gächter A (1985) Die vordere Kreuzbandersatzplastik: Spätergebnisse nach fünf verschiedenen Rekonstruktionsverfahren. Helv Chir Acta 52: 195–199
174. Hefti FL, Kress A, Fasel J, Morscher EW (1991) Healing of the transsected anterior cruciate ligament in the rabbit. J Bone Joint Surg Am 73: 373–383
175. Hefzy MS, Grood ES, Noyes FR (1989) Factors affecting the region of most isometric femoral attachments. Part II: The anterior cruciate ligament. Am J Sports Med 17: 208–216
176. Helbing G, Burri C, Neugebauer R (1985) Kreuzbandersatz – aktueller Stand. Kohlenstoffaserimplantate. Unfallchirurgie 11: 259–263
177. Henche HR (1990) Einbau eines Kreuzbandes aus Kunststoff – ein Arthrosemodell. Arthroskopie 3: 1
178. Hendrich V, Kuner EH (1984) Konzept zur Nachbehandlung operativ versorgter frischer und veralteter Kniebandverletzungen. Hefte Unfallheilkd 167: 386–389
179. Hertel P (1980) Verletzung und Spannung von Kniebändern. Hefte Unfallheilkd 142: 1–94
180. Herz M (1906) Die chirurgische Behandlung paralytischer Schlottergelenke. Seidenligamente oder Arthrodese? Münch Med Wochenschr 53: 2527–2529
181. Hey Groves EW (1917) Operation for the repair of the crucial ligaments. Lancet 2: 674–675
182. Hey Groves EW (1920) The crucial ligaments of the knee-joint: their function, rupture, and the operative treatment of the same. Br J Surg 7: 505–515
183. Hirokawa S, Solomonow M, Lu Y, Lou ZP, Dámbrosia R (1992) Anterior-posterior and rotational displacement of the tibia elicited by quadriceps contraction. Am J Sports Med 20: 299–306
184. Hirshman HP, Daniel DM, Miyasaka K (1990) The fate of unoperated knee ligament injuries. In: Daniel D, Akeson W, O'Connor J (eds.) Knee Ligaments: Structure, Function, Injury, and Repair. Raven Press, New York, pp 481–503
185. Hoffmann R, Lobenhoffer P, Krettek C, Tscherne H (1989) PDS (Polydioxanon)-Augmentation der vorderen Kreuzbandrekonstruktion – Eine experimentelle Stabilitätsuntersuchung. Hefte Unfallheilkd 207: 274
186. Hofmann AA, Wyatt RWB, Bourne MH, Daniels AU (1984) Knee stability in orthotic knee braces. Am J Sports Med 12: 371–374
187. Holmes PF, James SL, Larson RL, Singer KM, Jones DC (1991) Retrospective direct comparison of three intraarticular anterior cruciate ligament reconstructions. Am J Sports Med 19: 596–600
188. Holz U, Welte G, Märklin HM, Weller S (1985) Ergebnisse nach operativer Versorgung von Tibiakopffrakturen. Unfallchirurg 88: 519–527
189. Holzach P, Hefti F, Gächter A (1986) Die vordere Kreuzbandplastik mit freiem Transplantat aus dem Ligamentum patellae. Unfallchirurg 89: 176–182
190. Hölzel D (1917) Fall von Zerreissung beider Kreuzbänder des linken Kniegelenks, geheilt durch Ersatz aus dem luxierten äusseren Meniskus. Münch Med Wochenschr 64: 928–929
191. Holzmüller W, Rehm KE, Perren SM, Ecke H (1989 a) Schwächt die Jones-Plastik die Patellarsehne? Hefte Unfallheilkd 207: 278
192. Holzmüller W, Rehm KE, Perren SM, Rahn B (1989 b) Das PDS-augmentierte Patellarsehnentransplantat zur Rekonstruktion des vorderen Kreuzbandes am Schafsknie. Chir Forum, Langenbecks Arch Chir [Suppl] 265–268
193. Holzmüller W, Rehm KE, Perren SM (1992) Mechanische Eigenschaften PDS-augmentierter Patellarsehnentransplantate zur Rekonstruktion des vorderen Kreuzbandes. Unfallchirurg 95: 306–310
194. Howe JG, Johnson RJ, Kaplan MJ, Fleming B, Järvinen M (1991) Anterior cruciate ligament reconstruction using quadriceps patellar tendon graft. Am J Sports Med 19: 447–457
195. Hudson HC, Glenn JF (1979) New synthetic absorbable suture. J Urol 122: 429–434
196. Hughston JC, Andrews JR, Cross MJ, Moschi A (1976) Classification of knee ligament instabilities. Part I. The medial compartment and cruciate ligaments. J Bone Joint Surg Am 56: 159–172
197. Hvid I (1985) Cancellous bone at the knee: a comparison of two methods of strength measurement. Arch Orthop Trauma Surg 104: 211–217

198. Indelicato PA, Pascale MS, Huegel MO (1989) Early experience with the GORE-TEX polytetrafluoroethylene anterior cruciate ligament prosthesis. Am J Sports Med 17: 55 – 62
199. Indelicato PA, Linton RC, Huegel M (1992) The results of fresh-frozen patellar tendon allografts for chronic anterior cruciate ligament deficiency of the knee. Am J Sports Med 20: 118 – 121
200. Inglis R, Windolf J, Pannike A (1991) "Scoring" – Nutzen und Fallgruben. Unfallchirurgie 17: 118 – 121
201. International Knee Documentation Committee (1992) The knee ligament standard evaluation form. Arthroskopie 5: AGA-Mitteilungen 4/1992/II
202. Jackson DW, Grood ES, Wilcox P, Butler DL, Simon TM, Holden JP (1988) The effects of processing techniques on the mechanical properties of bone-anterior cruciate ligament-bone allografts. Am J Sports Med 16: 101 – 105
203. Jackson DW, Windler GE, Simon TM (1990) Intraarticular reaction associated with the use of freeze-dried, ethylene oxide-sterilized bone-patella tendon-bone allografts in the reconstruction of the anterior cruciate ligament. Am J Sports Med 18: 1 – 11
204. Jackson DW, Simon TM, Kurzweil PR, Rosen MA (1992) Survival of cells after intra-articular transplantation of fresh allografts of the patellar and anterior cruciate ligaments. J Bone Joint Surg Am 74: 112 – 118
205. Jackson DW, Grood ES, Goldstein JD, Rosen MA, Kurzweil PR, Cummings JF, Simon TM (1993) A comparison of patellar tendon autograft and allograft used for anterior cruciate ligament reconstruction in the goat model. Am J Sports Med 21: 176 – 185
206. Jacobsen K (1977) Osteoarthrosis following insufficiency of the cruciate ligaments in man. Acta Orthop Scand 48: 520 – 526
207. Jakob RP, Kipfer W, Klaue K, Stäubli HU, Gerber C (1988) Etude critique de la reconstruction du ligament croisé antérieur du genou par la plastie pédiculée sur le Hoffa à partir du tiers médian du tendon rotulien. Rev Chir Orthop 74: 44 – 51
208. James SL, Woods GW, Homsy CA, Prewitt JM, Slocum DB (1979) Cruciate ligament stents in reconstruction of the unstable knee. Clin Orthop Relat Res 143: 90 – 96
209. Järvinen M, Kannus P (1985) Clinical and radiological long-term results after primary knee ligament surgery. Arch Orthop Trauma Surg 104: 1 – 6
210. Jenkins DHR (1978) The repair of cruciate ligaments with flexible carbon fibre. J Bone Joint Surg Br 60: 520 – 522
211. Jenkins DHR, McKibbin B (1980) The role of flexible carbon-fibre implants as tendon and ligament substitutes in clinical practice. J Bone Joint Surg Br 62: 497 – 499
212. Jenkins DHR, Forster IW, McKibbin B, Ralis ZA (1977) Induction of tendon and ligament formation by carbon implants. J Bone Joint Surg Br 59: 53 – 57
213. Jenkins D (1988) Carbon fiber in ligament reinforcement. In: Friedman MJ, Ferkel RD (eds.) Prosthetic ligament reconstruction of the knee. Saunders, Philadelphia, pp 39 – 40
214. Jenny JY, Jenny G, Daubresse F (1991) Résultats à moyen terme du remplacement du ligament croisé antérieur par trois types de prothèses en dacron. Int Orthop (SICOT) 15: 23 – 28
215. Jensen KU, Klein W (1990) Probleme und Komplikationen beim künstlichen Kreuzbandersatz. Arthroskopie 3: 15 – 23
216. Johansson H, Sjölander P, Sojka P (1990) Activity in receptor afferents from the anterior cruciate ligament evokes reflex effects on fusimotor neurones. Neurosc Res 8: 54 – 59
217. Johnson RJ, Eriksson E, Haggmark T, Pope MH (1984) Five- to ten-year follow-up evaluation after reconstruction of the anterior cruciate ligament. Clin Orthop Relat Res 183: 122 – 140
218. Johnson RJ, Beynnon BD, Nichols CE, Renström PAFH (1992) Current concepts review: the treatment of injuries of the anterior cruciate ligament. J Bone Joint Surg Am 74: 140 – 151
219. Jokl P, Kaplan N, Stovell P, Keggi K (1984) Non-operative treatment of severe injuries to the medial and anterior curciate ligaments of the knee. J Bone Joint Surg Am 66: 741 – 744
220. Jones KG (1963) Reconstruction of the anterior cruciate ligament. J Bone Joint Surg Am 45: 925 – 932
221. Jones KG (1970) Reconstruction of the anterior cruciate ligament using the central one-third of the patellar ligament. J Bone Joint Surg Am 52: 1302 – 1308
222. Jones KG (1980) Results of use of the central one-third of the patellar ligament to compensate for anterior cruciate deficiency. Clin Orthop Relat Res 147: 39 – 44
223. Jones R, Smith SA (1913) On rupture of the crucial ligaments of the knee, and on fractures of the spine of the tibia. Br J Surg 1: 70 – 89
224. Jonsson T, Peterson L, Renström P, Althoff B, Myrhage R (1989) Augmentation with the longitudinal patellar retinaculum in the repair of an anterior cruciate ligament rupture. Am J Sports Med 17: 401 – 408
225. Jonsson U, Dahlstedt L (1985) Anterior cruciate ligament insufficiency treated by combined medial and lateral extra-articular reconstruction. Arch Orthop Trauma Surg 104: 94 – 96

226. Juncker E (1987) Belastbarkeit der Kniebänder aus Trevira Hochfest. BG U Med 64: 217–226
227. Kannus P, Järvinen M (1987 a) Long-term prognosis of nonoperatively treated acute knee distorsions having primary hemarthrosis without clinical instability. Am J Sports Med 15: 138–143
228. Kannus P, Järvinen M (1987 b) Conservatively treated tears of the anterior cruciate ligament. J Bone Joint Sorg Am 68: 1007–1012
229. Kasperczyk W, Bosch U, Oestern HJ, Tscherne H (1988) Die frühe Stabilität beim hinteren Kreuzbandersatz mit freiem Patellarsehnentransplantat. Chir Forum, Langenbecks Arch Chir [Suppl] 181–186
230. Kasperczyk W, Bosch U, Rosocha S, Oestern HJ (1989) Die Patellarsehne nach Transplantatentnahme zur Kreuzbandrekonstruktion – Eine tierexperimentelle biomechanische Studie. Hefte Unfallheilkd 207: 287–288
231. Kasperczyk WJ, Bosch U, Oestern HJ, Tscherne H (1991 a) Die Bedeutung der Rekonstruktion des hinteren Kreuzbandes für das Kniegelenk – Stabilität und Knorpelveränderungen im Tiermodell über zwei Jahre. Chir Forum, Langenbecks Arch Chir [Suppl] 241–246
232. Kasperczyk WJ, Bosch U, Oestern HJ, Tscherne H (1991 b) Influence of immobilization on autograft healing in the knee joint. Arch Orthop Trauma Surg 110: 158–161
233. Kasperczyk WJ, Rosocha S, Bosch U, Oestern HJ, Tscherne H (1991 c) Alter, Aktivität und die Belastbarkeit von Kniebändern. Unfallchirurg 94: 372–375
234. Kennedy JC (1975) Experience with polypropylene ligament. Abstract Book, Can Orthop Assoc Meeting, Ottawa
235. Kennedy JC, Hawkins RJ, Willis RB, Danylchuk KD (1976) Tension studies of human knee ligaments. J Bone Joint Surg Am 58: 350–355
236. Kennedy JC, Hawkins RJ, Willis RB (1977) Strain gauge analysis of knee ligaments. Clin Orthop Relat Res 129: 225–229
237. Kennedy JC, Roth JH, Mendenhall HV (1980) Presidential adress. Intraarticular replacement in the anterior cruciate ligament-deficient knee. Am J Sports Med 8: 1–8
238. Kennedy JC (1983) Applicaton of prosthetics to anterior cruciate ligament reconstruction and repair. Clin Orthop Relat Res 172: 125–128
239. Kern H, Wagner M (1984) Physikalische Therapie und Nachbehandlung bei Bandverletzungen des Kniegelenkes. Hefte Unfallheilkd 167: 377–383
240. Kiefer H, Dürselen L, Claes L (1992) Experimentelle Untersuchungen zur Biomechanik des Kniebandapparates. Hefte Unfallheilkd 221: 1–110
241. Kipfer WC, Ballmer PM, Stäubli HU, Grünig B, Zehnder R, Jakob RP (1990) Rekonstruktion mit der modifizierten Technik der Ligamentum-patellae-Plastik nach Clancy: Analyse der Dreijahresergebnisse. In: Jakob RP, Stäubli HU (Hrsg) Kniegelenk und Kreuzbänder. Springer, Berlin Heidelberg New York, S 399–411
242. Klein W (1990) Die arthroskopische vordere Kreuzbandplastik mit Semitendinosusschlinge, verstärkt durch Kennedy-LAD. Arthroskopie 3: 7–14
243. Knaepler H, Wagner UA, Werlich T, Gotzen L (1990) Die isolierte frische vordere Kreuzbandruptur – eine klinische, instrumentelle oder arthroskopische Diagnose? Arthroskopie 3: 2–6
244. Kock HJ, Stürmer KM, Letsch R (1991 a) Biologische Gewebereaktion nach alloplastischem Ersatz des vorderen Kreuzbandes durch PET-Band (Trevira- Hochfest). Unfallchirurg 94: 594–602
245. Kock HJ, Stürmer KM, Letsch R (1991 b) Gewebeverträglichkeit und Kunstbandeinbau nach alloplastischem Kreuzbandersatz mit Treviraband. Berichtsband DVM/AO Tagung 11: 83–94, Deutscher Verband für Materialforschung und -prüfung. Eigenverlag, Berlin
246. Kohn D (1990) Arthroscopic evaluation of anterior cruciate ligament reconstruction using a free patellar tendon autograft. Clin Orthop Relat Res 254: 220–224
247. Kohn D (1993) Der arthroskopische Kreuzbandersatz – schnellere Rehabilitation? IV Internationaler Kreuzbandworkshop der Charité, Berlin, 4.–5. Juni
248. Kornblatt I, Warren RF, Wickiewicz TL (1988) Long-term followup of anterior cruciate ligament reconstruction using the quadriceps tendon substitution for chronic anterior cruciate ligament insufficiency. Am J Sports Med 15: 444–448
249. Krauspe R, Schmidt M, Schaible HG (1992) Sensory innervation of the anterior cruciate ligament. J Bone Joint Surg Am 74: 390–397
250. Krudwig W, Kerschen J, Witzel U, Draznin N (1992) Alloplastischer Ersatz des vorderen Kreuzbandes. Materialtechnische und biomechanische Grundlagen, Operationstechnik. Aktuel Traumatol 22: 170–175
251. Kühne JH, Refior HJ (1989) Aktueller Stand der Kniebandplastiken. In: Schlegel KF, Jahn K (Hrsg) Jahrbuch der Orthopädie. Biermann, Zülpich, S 133–149
252. Kühne JH, Theermann R, Neumann R, Sagasser J (1991) Die frische gerade vordere Knieinstabilität, 2–5 Jahresergebnisse der operativen Behandlung. Unfallchirurg 94: 81–87

253. Kühne JH, Hoppert M, Zimmer M, Jansson V (1992) Femorale Verankerung des Lig.-patellae-Transplantats beim vorderen Kreuzbandersatz. Arthroskopie 5: 281–282
254. Kummer B, Yamamoto M (1988) Morphologie und Funktion des Kreuzbandapparates des Kniegelenkes. Arthroskopie 1: 2–10
255. Kurosaka M, Yoshiya S, Andrish JT (1987) A biomechanical comparison of different surgical techniques of graft fixation in anterior cruciate ligament reconstruction. Am J Sports Med 15: 225–229
256. Kurosawa H, Yasuda K, Yamakoshi KI, Kamiya A, Kaneda K (1991) An experimental evaluation of isometric placement for extraarticular reconstructions of the anterior cruciate ligament. Am J Sports Med 19: 384–388
257. Küsswetter W, Wirth CJ (1981) Experimentelle Untersuchungen zur Verankerung von Bandstrukturen. In: Jäger M, Wirth CJ (Hrsg) Kapselbandläsionen des Kniegelenks. Thieme, Stuttgart, S 172–178
258. Labs K, Paul B, Stolz T (1993) Der Stellenwert und die Vergleichbarkeit verschiedener Evaluationsschemata nach Kreuzbandoperationen am Kniegelenk. Eine Retrospektivanalyse an 56 Patienten mit Leeds-Keio-Ligament-Implantation anhand 7 etablierter Nachuntersuchungsscores. Abstract-Band, 42. Jahrestagung Norddtsch Orthop Vereinigung, Hannover, 11.–13. Juni
259. Lais E (1990) Eine primär übungs- und belastungsstabile autologe vordere Kreuzbandplastik (Implantationstechnik, biomechanische Grundlagen, klinische Anwendung und Ergebnisse). Habilitationsschrift, Universität Berlin
260. Lais E, Hasselbeck T, Bernhard M, Hertel P (1989) Untersuchungen zur primären Stabilität vorderer autoplastischer Kreuzbandplastiken – Ergebnisse einer modifizierten Technik mit dem mittleren Patellarsehnendrittel und frühfunktioneller gipsfreier Nachbehandlung. Hefte Unfallheilkd 207: 289–293
261. Lange F (1903) Über die Verwendung von Seidenfäden. Verh Dtsch Ges Orthop Chir 2: 10–12
262. Lange M (1932) Die Behandlung des Knieschlottergelenkes unter besonderer Berücksichtigung der Verwendung von seidenen Bändern. Bruns Beitr Klin Chir 156: 523–540
263. Larsen E, Blyme P, Hede A (1991) Pes anserinus and iliotibial band transfer for anterior cruciate insufficiency. Am J Sports Med 19: 601–604
264. Letsch R, Garcia Schürmann JM, Bensmann G (1991 a) Eine neue Verankerung für künstliche Kniebänder. Berichtsband DVM/AO Tagung 11: 59–68, Deutscher Verband für Materialforschung und -prüfung. Eigenverlag, Berlin
265. Letsch R, Stürmer KM, Kock HJ (1991 b) Vier Jahre Implantation eines Kunststoffbandes (Trevira-hochfest) am Kniegelenk – Indikation, Technik, Ergebnisse. Berichtsband DVM/AO Tagung 11: 119–124, Deutscher Verband für Materialforschung und -prüfung. Eigenverlag, Berlin
266. Letsch R, Garcia-Schürmann JM (1993 a) Experimentelle Prüfung verschiedener Verankerungstechniken für synthetische Bänder. Unfallchirurgie 19: 74–80
267. Letsch R, Garcia-Schürmann JM (1993 b) Läßt sich die Verankerungstechnik für alloplastische Kreuzbänder verbessern? – Eine biomechanische Untersuchung. Hefte Unfallchir 232: 343–344
268. Letsch R, Stürmer KM, Kock HJ, Schmit-Neuerburg KP (1993) Nahtprotektion des frisch rupturierten vorderen Kreuzbandes durch ein PET-Band (Trevira-hochfest). Unfallchirurg 96: 499–507
269. Liljedahl SO, Nordstrand A (1968) Injuries to the ligaments of the knee. Diagnosis and results of operation. Injury 1: 17–24
270. Lindemann K (1950) Über den plastischen Ersatz der Kreuzbänder durch gestielte Sehnenverpflanzung. Z Orthop 79: 316–334
271. Lipscomb AB, Woods G, Jones A (1992) A biomechanical evaluation of the iliotibial tract screw tenodesis. Am J Sports Med 20: 742–745
272. Lobenhoffer P, Tscherne H (1993) Die Ruptur des vorderen Kreuzbandes. Unfallchirurg 96: 150–168
273. Lobenhoffer P, Blauth M, Tscherne H (1988) Resorbierbare Augmentationsplastik und funktionelle Nachbehandlung bei frischer vorderer Kreuzbandruptur. Z Orthop 126: 296–299
274. Lobenhoffer P, Haas N, Tscherne H (1991) Optimierte Technik für den vorderen Kreuzbandersatz mit der Patellarsehne. Operat Orthop Traumatol 3: 238–253
275. Lopez-Vazquez E, Juan JA, Vila E, Debon J (1991) Reconstruction of the anterior cruciate ligament with a Dacron prosthesis. J Bone Joint Surg Am 73: 1294–1300
276. Ludloff K (1927) Der operative Ersatz des vorderen Kreuzbandes am Knie. Zentralbl Chir 54: 3162–3166
277. Lukianov AV, Richmond JC, Barrett GR, Gillquist J (1989) A multicenter study on the results of anterior cruciate ligament reconstruction using a Dacron ligament prosthesis in "salvage" cases. Am J Sports Med 17: 380–386
278. Lysholm J, Gillquist J (1982) Evaluation of knee ligament surgery results with special emphasis on use of a scoring scale. Am J Sports Med 10: 150–154

279. Macnicol MF, Penny ID, Sheppard L (1991) Early results of the Leeds-Keio anterior cruciate ligament replacement. J Bone Joint Surg Br 73: 377–380
280. Magin MN, Paar O (1993) Rekonstruktion von Bandverletzungen – Knie und Sprunggelenk. 1 Aachener Unfallchirugische Gespräche, Aachen, 4. Dez.
281. Mäkisalo S, Skutnabb K, Holmström T, Grönblad M, Paavolainen P (1988) Reconstruction of anterior cruciate ligament with carbon fiber. Am J Sports Med 16: 589–593
282. Mäkisalo S, Paavolainen P, Holmström T, Skutnabb K (1989) Carbon fiber as a prosthetic anterior cruciate ligament. Am J Sports Med 17: 459–462
283. Mansat C (1991) Proflex – cruciate ligament prosthesis. Clinical results – multicentre study: 3 year review. pp. 1–24, Protek. Eigenverlag, Bern
284. Marcacci M, Gubellini P, Buda R, De Pasquale V, Strocchi R, Molgora AP, Zaffagnini S, Guizzardi S, Ruggeri A (1991) Histologic and ultrastructural findings of tissue ingrowth. Clin Orthop Relat Res 267: 115–121
285. Marder RA, Raskind JR, Carroll M (1991) Prospective evaluation of arthroscopically assisted anterior cruciate ligament reconstruction. Am J Sports Med 19: 478–484
286. Marshall JL, Olsson SE (1971) Instability of the knee. J Bone Joint Surg Am 53: 1561–1570
287. Marshall JL, Fetto JF, Botero PM (1977) Knee ligament injuries. A standarized evaluation method. Clin Orthop Relat Res 123: 115–129
288. Marshall JL, Warren RF, Wickiewicz TL, Reider B (1979) The anterior cruciate ligament: a technique of repair and reconstruction. Clin Orthop Relat Res 143: 97–106
289. Matter P (1990) Unfallrisiko und Schweregradentwicklung der Wintersportunfälle. Z Unfallchir Versicherungsmed 83: 123–130
290. Matti H (1918) Ersatz des gerissenen vorderen Kreuzbandes durch extraartikuläre freie Faszientransplantation. Münch Med Wochenschr 65: 451–452
291. Mayo Robson AW (1903) Ruptured crucial ligaments and their repair by operation. Ann Surg 37: 716–718
292. McCarthy JA, Steadman R, Dunlap J, Shively R, Stonebrook S (1990) A nonparallel, nonisometric synthetic graft augmentation of a patellar tendon anterior cruciate ligament reconstruction. Am J Sports Med 18: 43–49
293. McDaniel WJ, Dameron TB (1980) Untreated ruptures of the anterior cruciate ligament. J Bone Joint Surg Am 62: 696–705
294. McDaniel WJ, Dameron TB (1983) The untreated anterior cruciate ligament rupture. Clin Orthop Relat Res 172: 158–163
295. McFarland EG, Morrey BF, An KN, Wood MB (1986) The relationship of vascularity and water content to tensile strength in a patellar tendon replacement of the anterior cruciate in dogs. Am J Sports Med 14: 436–448
296. McPherson GK, Mendenhall HW, Gibbons DF et al. (1985) Experimental mechanical and histologic evaluation of the Kennedy ligament augmentation device. Clin Orthop Relat Res 186: 186–195
297. Menzel A (1871) Über die Erkrankung der Gelenke bei dauernder Ruhe derselben. Eine experimentelle Studie. Arch Klin Chir 12: 990–1009
298. Mewes H (1987) Alloplastischer Kreuzbandersatz aus Trevira-hochfest. Berichtsband, 1. Arbeitstagung Alloplastischer Bandersatz aus Trevira hochfest. Telos, Eigenverlag, Hungen, S 6–24
299. Milch H (1935) Injuries to the crucial ligaments. Arch Surg 30: 805–819
300. Miller RK, Dandy DJ (1991) Graft length for anterior cruciate reconstruction. J Bone Joint Surg Br 73: 920–921
301. Mironova SS (1978) Spätresultate der Rekonstruktion des Bandapparates des Kniegelenkes mit Lawsan. Zentralbl Chir 103: 432–434
302. Mitsou A, Vallianatos P, Piskopakis N, Nicolaou P (1988) Cruciate ligament replacement using a meniscus. J Bone Joint Surg Br 70: 784–786
303. Mockwitz J (1985 a) Der alloplastische Ersatz der veralteten isolierten Kreuzbandruptur – Technik und Ergebnisse. Unfallchirurgie 11: 295–301
304. Mockwitz J (1985 b) Die alloplastische Rekonstruktion des Kniebandapparates bei chronischen Rotationsinstabilitäten – Technik und Ergebnisse. Unfallchirurgie 11: 289–294
305. Mockwitz J, Contzen H (1983) Die alloplastische Korrektur der chronischen Knieband-Instabilität mit Polyäthylenterephthalat. In: Burri C, Claes L (Hrsg) Alloplastischer Bandersatz. Aktuel Probl Chir Orthop 25: 118–123
306. Mockwitz J, Rau B (1988) Die ideale Indikation zur Anwendung eines textilen Bandes aus Trevirahochfest zum alloplastischen Ersatz des vorderen Kreuzbandes bei veralteter isolierter Ruptur. Unfallchirurgie 14: 276–282
307. Mohtadi NGH, Webster-Bogaert S, Fowler PJ (1991) Limitation of motion following anterior cruciate ligament reconstruction. Am J Sports Med 19: 620–625

308. More RC, Markolf KL (1988) Measurement of stability of the knee and ligament force after implantation of a synthetic anterior cruciate ligament. J Bone Joint Surg Am 70: 1020-1031
309. Morrison JB (1968) Bioengineering analysis of force actions transmitted by the knee joint. J Biomed Eng 3:164-170
310. Morrison JB (1970) The mechanics of the knee joint in relation to normal walking. J Biomech 3: 51-61
311. Müller W (1982) Das Knie. Springer, Berlin Heidelberg New York
312. Müller W, Biedert R, Hefti F, Jakob RP, Munzinger U, Stäubli HU (1988) OAK knee evaluation. Clin Orthop Relat Res 232: 37-50
313. Nachtkamp J, Paar O (1993) Mikrovaskuläre Voraussetzungen der Band- und Sehnenrekonstruktion. 1 Aachener Unfallchirurgische Gespräche, Aachen, 4. Dez.
314. Namba RS, Kabo JM, Dorey FJ, Meals RA (1991) Continuous passive motion versus immobilization. Clin Orthop Relat Res 267: 218-223
315. Neugebauer R, Burri C (1981) Ergebnisse nach alloplastischem Bandersatz mit Kohlenstoffasern. Unfallchirurgie 7: 298-306
316. Neugebauer R, Burri C (1985) Carbon fiber ligament replacement in chronic knee instability. Clin Orthop Relat Res 196: 118-123
317. Neugebauer R, Burri C, Claes L, Piehler J (1983) Vergleichende histologische und biomechanische Untersuchungen zum Bandersatz mit verschiedenen alloplastischen Materialien. Chir Forum, Langenbecks Arch Chir [Suppl] 115-119
318. Neumann A, Schiller K, Witt S, Betz A, Krueger P, Schweiberer L (1991) Der Kniegelenkshämarthros. Absolute Indikation zur Operation? Unfallchirurg 94: 560-564
319. Neurath M, Stofft E (1992) Faszikuläre und subfaszikuläre Architektur der Ligamenta cruciata. Unfallchirurgie 18: 125-132
320. Neyret P, Donell ST, Dejour D, Dejour H (1993 a) Partial meniscectomy and anterior cruciate ligament rupture in soccer players. Am J Sports Med 21: 455-460
321. Neyret P, Donell ST, Dejour D, Dejour H (1993 b) Results of partial meniscectomy related to the state of the anterior cruciate ligament. J Bone Joint Surg Br 75: 36-40
322. Nikolaou PK, Seaber AV, Glisson RR, Ribbeck BM, Bassett FH (1986) Anterior cruciate ligament allograft transplantation. Long-term function, histology, revascularization, and operative technique. Am J Sports Med 14: 348-360
323. Nisell R (1985) Mechanics of the knee. A study of joint and muscle load with clinical applications. Acta Orthop Scand [Suppl 216] 56: 1-42
324. Nisell R, Ericson MO, Németh G, Ekholm J (1989) Tibiofemoral joint forces during isokinetic knee extension. Am J Sports Med 17: 49-54
325. Noah J, Sherman OH, Roberts C (1992) Fracture of the supracondylar femur after anterior cruciate ligament reconstruction using patellar tendon and iliotibial band tenodesis. Am J Sports Med 20: 615-618
326. Noyes FR (1977) Functional properties of knee ligaments and alterations induced by immobilization. Clin Orth Relat Res 123: 210-242
327. Noyes FR, Grood ES (1976) The strength of the anterior cruciate ligament in humans and Rhesus monkeys. J Bone Joint Surg Am 58: 1074-1082
328. Noyes FR, McGinniss GH (1985) Controversy about treatment of the knee with anterior cruciate laxity. Clin Orthop Relat Res 198: 61-76
329. Noyes FR, Mangine RE (1987) Early knee motion after open and arthroscopic anterior cruciate ligament reconstruction. Am J Sports Med 15: 149-160
330. Noyes FR, Barber SD (1992) The effect of a ligament-augmentation device on allograft reconstructions for chronic ruptures of the anterior cruciate ligament. J Bone Joint Surg Am 74: 960-974
331. Noyes FR, Basset RW, Grood ES, Butler DL (1980) Arthroscopy in acute traumatic hemarthrosis of the knee: incidence of anterior cruciate ligament tears and other injuries. J Bone Joint Surg Am 62: 687-695
332. Noyes FR, Butler DL, Grood ES, Zernicke RF, Hefzy MS (1984) Biomechanical analysis of human ligament grafts used in knee-ligament repairs and reconstructions. J Bone Joint Surg Am 66: 344-352
333. Noyes FR, Mooar LA, Moorman CT, McGinniss GH (1989) Partial tears of the anterior crucial ligament. J Bone Joint Surg Br 71: 825-833
334. Oberbillig C, Kirschner P (1989) Postoperative kontinuierliche passive Bewegung (CPM) nach Augmentation von vorderen Kreuzbandrupturen mit Polydioxanon-Bändern. Frühergebnisse einer prospektiven Studie. Unfallchirurgie 15: 145-151
335. Odensten M, Gillquist J (1985) Functional anatomy of the anterior cruciate ligament and a rationale for reconstruction. J Bone Joint Surg Am 67: 257-262

336. Odensten M, Lysholm J, Gillquist J (1984) Suture of fresh ruptures of the anterior cruciate ligament. Acta Orthop Scand 55: 270–272
337. Odensten M, Hamberg P, Nordin M, Lysholm J, Gillquist J (1985) Surgical or conservative treatment of the acutely torn anterior cruciate ligament. Clin Orthop Relat Res 198: 87–93
338. O'Donoghue DH (1950) Surgical treatment of fresh injuries to the major ligaments of the knee. J Bone Joint Surg Am 32: 721–738
339. O'Meara PM, O'Brien WR, Henning CE (1992) Anterior cruciate ligament reconstruction stability with continous passive motion. Clin Orthop Relat Res 277: 201–209
340. Paar O (1985) Verstärkung der frisch geklebten oder genähten Ruptur des vorderen Kreuzbandes durch die Semitendinosussehne. Indikation und Frühergebnisse. Chirurg 56: 728–734
341. Paar O, Smasal V (1986) Alloplastische Versorgung der Kniegelenksbänder. Chirurg 57: 258–261
342. Paar O, Boszotta H (1989) Therapie und Prognose der Innenbandverletzung am Kniegelenk. Unfallchirurg 92: 291–295
343. Pässler HH (1993) The history of the cruciate ligaments: some forgotten (or unknown) facts from Europe. Knee Surg Sports Traumatol Arthroscopy 1: 13–16
344. Pässler HH, März S (1986) Der radiologische Lachman-Test – eine einfache und sichere Methode zum Nachweis von Kreuzbandschäden. Unfallchirurgie 12: 295–300
345. Pässler HH, Stadler J, Berger R (1987) Erste Ergebnisse der operativen Behandlung von 200 veralteten Kreuzbandrupturen mit einem Kunststoffband (Stryker). Hefte Unfallheilkd 189: 963–971
346. Pässler HH, Deneke J, Dahners LE (1992) Augmented repair and early mobilization of acute anterior cruciate ligament injuries. Am J Sports Med 20: 667–674
347. Pagenstecher D (1903) Die isolirte Zerreissung der Kreuzbänder des Knies. Dtsch Med Wochenschr 29: 872–875
348. Palmer I (1938) On the injuries to the ligaments of the knee joint. A clinical study. Acta Chir Scand 81:2–282
349. Pannike A (1992) Sinn und Unsinn von Scores. Unfallchirurgie 18: 80–84
350. Park JP, Grana WA, Chitwood JS (1985) A high-strength Dacron augmentation for cruciate ligament reconstruction. Clin Orthop Relat Res 196: 175–185
351. Parsons JR, Bhayani S, Alexander H, Weiss AB (1985) Carbon fibre debris within the synovial joint. Clin Orthop Relat Res 196: 69–76
352. Passl R, Boszotta H, Ohrenberger G, Sauer G (1986) Langzeitergebnisse verschiedener Operationsmethoden bei frischen und chronischen vorderen Kreuzbandverletzungen. Unfallchirurg 89: 473–478
353. Passler JM, Fellinger M, Seggl W, Schweighofer F (1992) Arthroskopische Technik zum Ersatz des vorderen Kreuzbandes mittels freiem Patellarsehnentransplantat. Unfallchirurg 95: 463–468
354. Paulos LE, Butler DL, Noyes FR, Grood ES (1983) Intraarticular cruciate reconstruction. II: Replacement with vascularized patellar tendon. Clin Orthop Relat Res 172: 78–84
355. Paulos LE, Rosenberg TD, Drawbert J, Manning J, Abbott P (1987) Infrapatellar contracture syndrome. Am J Sports Med 15: 331–341
356. Paulos LE, Rosenberg TD, Grewe SR, Tearse DS, Beck SL (1992) The GORE-TEX anterior cruciate ligament prosthesis. Am J Sports M 20: 246–252
357. Pringle JH (1907) Avulsion of the spine of the tibia. Ann Surg 46: 169–178
358. Rauch G, Allzeit B, Gotzen L (1988) Biomechanische Untersuchungen zur Zugfestigkeit des vorderen Kreuzbandes unter besonderer Berücksichtigung der Altersabhängigkeit. Unfallchirurg 91: 437–443
359. Raunest J, Derra E, Ohmann C (1991) Klinische Ergebnisse der primären Kreuzbandreinsertion nach Palmer ohne Augmentation. Unfallchirurgie 17: 166–174
360. Regalbuto MA, Rovick JS, Walker PS (1989) The forces in a knee brace as a function of hinge design and placement. Am J Sports Med 17: 535–543
361. Rehm KE, Schultheis KH (1985) Bandersatz mit Polydioxanon (PDS). Unfallchirurgie 11: 264–273
362. Rehm KE, Schultheis KH, Bopp P, Ecke H (1984) Biomechanische Untersuchungen vom resorbierbaren Bandersatz und deren klinische Bedeutung. Chir Forum, Langenbecks Arch Chir [Suppl] 205–211
363. Renström P, Arms SW, Stanwyck TS, Johnson RJ, Pope MH (1986) Strain within the anterior cruciate ligament during hamstring and quadriceps activity. Am J Sports Med 14: 83–87
364. Richmond JC, Manseau CJ, Patz R, McConville O (1992) Anterior cruciate reconstruction using a Dacron ligament prosthesis. Am J Sports Med 20: 24–28
365. Riel KA, Bennett P (1990) Langzeitergebnisse bei vorderer Kreuzbandrekonstruktion mit alloplastisch verstärktem, autologem Sehnentransplantat (Kennedy LAD). Chirurg 61: 808–814
366. Robertson DB, Daniel DM, Biden E (1986) Soft tissue fixation to bone. Am J Sports Med 14: 398–403
367. Rodeo SA, Forster RA, Weiland AJ (1993) Current concepts review. Neurological complications due to arthroscopy. J Bone Joint Surg Am 75: 917–926

368. Rosenberg TD, Franklin JL, Baldwin GN, Nelson KA (1992) Extensor mechanism function after patellar tendon graft harvest for anterior cruciate ligament reconstruction. Am J Sports Med 20: 519–526
369. Roth JH, Kennedy JC (1985) Der Einsatz eines Polypropylengeflechtes als synthetische Verstärkung von biologischem Material beim Ersatz des vorderen Kreuzbandes. Prakt Sporttraum Sportmed 4: 26–30
370. Roth JH, Kennedy JC, Lockstadt H, McCallum CL, Cunning LA (1985) Polypropylene braid augmented and nonaugmented intraarticular anteroir cruciate ligament reconstruction. Am J Sports Med 13: 321–326
371. Röthlisberger M (1990) Die Veränderung des Skiunfalls im Laufe der letzten 20 Jahre. Z Unfallchir Versicherungsmed 83: 131–134
372. Rougraff B, Shelbourne KD, Gerth PK, Warner J (1993) Arthroscopic and histologic analysis of human patellar tenden autografts used for anterior cruciate ligament reconstruction. Am J Sports Med 21: 277–284
373. Rovere GD, Haupt HA, Yates CS (1987) Prophylactic knee bracing in college football. Am J Sports Med 15: 111–116
374. Rupp S, Hopf T, Gleitz M, Hess T (1992) Beanspruchung des vorderen Kreuzbandtransplantates durch die postoperative Kniemobilisation. Orthop Prax 28: 337–340
375. Rushton N, Dandy DJ, Naylor CPE (1983) The clinical arthroscopic and histological findings after replacement of the anterior cruciate ligament with carbon-fibre. J Bone Joint Surg Br 65: 308–309
376. Russe S, Ludolph E (1986) Postoperative Behandlung frischer und veralteter Kapsel-Bandläsionen des Kniegelenkes. Orthop Prax 22: 350–352
377. Sachs L (1992) Angewandte Statistik, 6 Aufl. Springer, Berlin Heidelberg New York
378. Sachs RA, Daniel DM, Stone ML, Garfein RF (1989) Patellofemoral problems after anterior cruciate ligament reconstruction. Am J Sports Med 17: 760–765
379. Saidi K, Beauchamp P, Laurin A (1976) Prosthetic replacement of the anterior cruciate ligament in dogs. Can J Surg 19: 547–549
380. Salisbury RE, Mason AD, Levine NS, Pruitt BA, Wade CWR (1974) Artificial tendons: design, application, and results. J Trauma 14: 580–586
381. Salter RB (1989) The biologic concept of continuous passive motion of synovial joints. The first 18 years of basic resarch and its clinical application. Clin Orthop Relat Res 242: 12–25
382. Sandberg R, Balkfors B (1988 a) Reconstruction of the anterior cruciate ligament. Acta Orthop Scand 59: 288–293
383. Sandberg R, Balkfors B (1988 b) The durability of anterior cruciate ligament reconstruction with the patellar tendon. Am J Sports Med 16: 341–343
384. Sandberg R, Balkfors B, Nilsson B, Westlin N (1987) Operative versus non-operative treatment of recent injuries to the ligaments of the knee. J Bone Joint Surg Am 69: 1120–1126
385. Satku K, Kumar VP, Ngoi SS (1986) Anterior cruciate ligament injuries. To counsel or to operate? J Bone Joint Surg Br 68: 458–462
386. Schabus R (1988 a) Fixationen eines Kreuzbandersatzes. Unfallchirurg 91: 224–228
387. Schabus R (1988 b) Die Bedeutung der Augmentation für die Rekonstruktion des vorderen Kreuzbandes. Acta Chir Austr 76: 1–48
388. Schenk R (1965) Zur histologischen Verarbeitung von unentkalkten Knochen. Acta Anat 60: 3–19
389. Scherer MA, Ascherl R, Früh HJ, Gerngroß H, Blümel G (1991) Resorptionskinetik von Polidioxanon-Kordeln in Abhängigkeit vom Implantationsort. Berichtsband DVM/AO Tagung 11: 73–81, Deutscher Verband für Materialforschung und -prüfung. Eigenverlag, Berlin
390. Scherer MA, Ascherl R, Siebels W, Hipp E (1992) Experimentelle Grundlagen der prothetischen Rekonstruktion des vorderen Kreuzbandes. Dtsch Z Sportmed 43: 380–390
391. Scherer MA, Früh HJ, Ascherl R, Siebels W (1993) Biomechanische Untersuchungen zur Veränderung der Patellarsehne nach Transplantatentnahme. Aktuel Traumatol 23: 129–132
392. Schiavone Panni A, Denti M, Franzese S, Monteleone M (1993 a) The bone-ligament junction: a comparison between biological and artificial ACL reconstruction. Knee Surg Sports Traumatol Arthroscopy 1: 9–12
393. Schiavone Panni A, Fabbriaciani C, Delcogliano A, Franzese S (1993 b) Bone-ligament interaction in patellar tendon reconstruction of the ACL. Knee Surg Sports Traumatol Arthroscopy 1: 4–8
394. Schleidt G (1987) Ergebnisse bei isoliertem Ersatz des vorderen Kreuzbandes. BG U Med 64: 247–256
395. Schmidt JM, Münch EO (1986) Die frühfunktionelle Weiterbehandlung der operativ versorgten Knieinstabilität. Orthop Prax 22: 345–349
396. Schneider-May U (1993) Rekonstruktion des vorderen Kreuzbandes mittels kunststoffaugmentierter gedoppelter Semitendinosussehne. In: Gahr R (Hrsg) Entwicklungen in der Unfallchirurgie. Springer, Berlin Heidelberg New York, S 53–59

397. Schöttle H, Meenen NM, Kilgus O (1990) Bandverstärkung mit resorbierbarer PDS-Kordel und früh-funktionelle Nachbehandlung. Unfallchirurg 93: 35-39
398. Schultz RA, Miller DC, Kerr CS, Micheli L (1984) Mechanoreceptors in human cruciate ligaments. J Bone Joint Surg Am 66: 1072-1076
399. Seedhom BB (1988) The Leeds-Keio Ligament: Biomechanics. In: Friedman MJ and Ferkel RD (eds.) Prosthetic ligament reconstruction of the knee. Saunders, Philadelphia, pp 118-131
400. Seedhom BB (1992) Reconstruction of the anterior cruciate ligament. Proc Instn Mech Engrs 206: 19-27
401. Segond PF (1879) Recherches cliniques et expérimentales sur les épanchements sanguins du genou par entorse. Progr Méd 16: 297-299, 320-321, 340-341, 379-381, 400-401, 419-421
402. Seiler H, Frank HR (1993) Naht am vorderen Kreuzband - was ist die Methode tatsächlich wert? Unfallchirurg 96: 443-450
403. Sgaglione NA, Warren RF, Wiciewicz TL, Gold DA, Panariello RA (1990) Primary repair with semitendinosus tendon augmentation of acute anterior cruciate ligament injuries. Am J Sports Med 18: 64-73
404. Shaffer BS, Tibone JE (1993) Patellar tendon length change after anterior cruciate ligament reconstruction using the midthird patellar tendon. Am J Sports Med 21: 449-454
405. Shelbourne KD, Porter DA (1992) Anterior cruciate ligament-medial collateral ligament injury: Nonoperative management of medial collateral ligament tears with anterior cruciate ligament reconstruction. Am J Sports Med 20: 283-286
406. Shelbourne KD, Whitaker J, McCarroll JR, Rettig AC, Hirschman LD (1990) Anterior cruciate ligament injury: evaluation of intraarticular reconstruction of acute tears without repair. Am J Sports Med 18: 484-489
407. Shelbourne KD, Wilckens JH, Mollabashy A, Decarlo M (1991) Arthrofibrosis in acute anterior cruciate ligament reconstruction. Am J Sports Med 19: 332-336
408. Sherman MF, Lieber L, Bonamo JR, Podesta L, Reiter I (1991) The long-term follow-up of primary anterior cruciate ligament repair. Am J Sports Med 19: 243-255
409. Shino K, Kawasaki T, Hirose H, Gotoh I, Inoue M (1984) Replacement of the anterior cruciate ligament by an allogeneic tendon graft. J Bone Joint Surg Br 66: 672-681
410. Shino K, Inoue M, Horibe S, Nagano J, Ono K (1988) Maturation of allograft tendons transplanted into the knee. J Bone Joint Surg Br 70: 556-560
411. Shino K, Nakagawa S, Inoue M, Horibe S, Yoneda M (1993) Deterioration of patellofemoral articular surfaces after anterior cruciate ligament reconstruction. Am J Sports Med 21: 206-211
412. Siebels W, Ascherl R, Schwerbrock R, Maurer M, Blümel G (1989) Die Auswirkung von temporären synthetischen Verstärkungsmaterialien auf die biomechanischen Eigenschaften gestielter Patellarsehnenplastiken als Kreuzbandersatz beim Schaf. Chir Forum, Langenbecks Arch Chir [Suppl] 261-264
413. Sim E, Wicke L, Neuhold A, Fezoulidis I (1989) Vergleich der Aussagekraft von Magnetresonanztomographie und Computertomographie bei der Nachuntersuchung von Augmentationsplastiken mit Kohlefaserbändern am vorderen Kreuzband. Unfallchirurgie 15: 152-161
414. Skyhar MJ, Danzig LA, Hargens AR, Akeson WH (1985) Nutrition of the anterior cruciate ligament. Effects of continuous passive motion. Am J Sports Med 13: 415-418
415. Smith SA (1918) The diagnosis and treatment of injuries to the crucial ligaments. Br J Surg 6: 176-189
416. Solomonow M, Baratta R, Zhou BH, Shoji H, Bose W, Beck C, Dámbrosia R (1987) The synergistic action of the anterior cruciate ligament and thigh muscles in maintaining joint stability. Am J Sports Med 15: 207-213
417. Sommerlath K, Lysholm J, Gillquist J (1991) The long term course after treatment of acute anterior cruciate ligament ruptures. Am J Sports Med 19: 156-162
418. Sowa G, Sowa A, Koebke J (1991) Alloplastischer Ersatz des vorderen Kreuzbandes. Unfallchirurgie 17: 316-322
419. Spier W, Burri C (1975) Nachbehandlung nach Kniebandverletzungen. Hefte Unfallheilkd 125: 35-41
420. Stark J (1850) Two cases of ruptured crucial ligaments of the knee-joint. Edinb Med Soc 74: 267-271
421. Stäubli HU, Jakob RP (1990) Ventrale Subluxation des Kniegelenkes bei chronischer Insuffizienz des vorderen Kreuzbandes: Ein Vergleich von Arthrometrie und simultan gehaltenen Röntgenaufnahmen mittels KT 1000. In: Jakob RP, Schäubli HU (Hrsg) Kniegelenk und Kreuzbänder. Springer, Berlin Heidelberg New York, S 188-194
422. Stäubli HU, Jakob RP (1991) Anterior knee motion analysis. Am J Sports Med 19: 172-177
423. Straub T, Hunter RE (1988) Acute anterior cruciate ligament repair. Clin Orthop Relat Res 227: 238-250

424. Strover AE (1983) Technische Fortschritte in der Rekonstruktion von Kniebändern durch die Verwendung von Kohlenstoffasern. In: Burri C und Claes L (Hrsg.) Alloplastischer Bandersatz. Aktuel Probl Chir Orthop 25: 136–145
425. Strover AE, Firer P (1985) The use of carbon fiber implants in anterior cruciate ligament surgery. Clin Orthop Relat Res 196: 88–98
426. Strum GM, Friedman MJ, Fox JM, Ferkel RD, Dorey FH, Del Pizzo W, Snyder SJ (1990) Acute anterior cruciate ligament reconstruction. Clin Orthop Relat Res 253: 184–189
427. gestrichen
428. Styf JR, Nakhostine M, Gershuni DH (1992) Functional knee braces increase intramuscular pressure in the anterior compartment of the leg. Am J Sports Med 20: 46–49
429. Tagaki K (1939) The arthroscope. J Jap Orthop Ass 14: 359–441
430. Tegner Y, Lysholm J (1985) Rating systems in the evaluation of knee ligament injuries. Clin Orthop Relat Res 198: 43–49
431. Ternes JP, Blasier RB, Alexander AH (1993) Fracture of the femur after anterior cruciate ligament reconstruction with a GORE-TEX prosthetic graft. Am J Sports Med 21: 147–149
432. Thomson JD, Talbert CJ, Jackson JP (1990) Late breakage of orthopaedic staple causing peroneal nerve palsy. Am J Sports Med 18: 109–111
433. Trent PS, Walker PS, Wolf B (1976) Ligament length patterns, strength, and rotational axes of the knee joint. Clin Orthop Relat Res 117: 263–270
434. Trepte CT (1987) Tierexperimentelle Untersuchungen zur Frage der Verschleißfestigkeit einer Teflon-Ligament-Prothese. Sportverl Sportschaden 2: 81–85
435. U.S. Food and drug administration, division of surgical and rehabilitation devices, center for devices and radiological health (1987) Guidance document for the preparation of investigational device exemptions and premarket approval applications for intra-articular prosthetic knee ligament devices.
436. Uhthoff HK, Jaworski ZFG (1978) Bone loss in response to long-term immobilisation. J Bone Joint Surg Br 60: 420–429
437. Vail TP, Malone TR, Bassett FH (1992) Long-term functional results in patients with anterolateral rotatory instability treated by iliotibial band transfer. Am J Sports Med 20: 274–282
438. Vasseur PB, Stevenson S, Gregory CR, Rodrigo JJ, Pauli S, Heitter D, Sharkey N (1991) Anterior cruciate ligament allograft transplantation in dogs. Clin Orthop Relat Res 269: 295–304
439. Verth Zur W (1933) Diskussionsbeitrag. Verh Dtsch Orthop Ges 27: 269–270
440. Villiger KJ (1984) Erfahrungen bei 250 dynamischen, proximal muskulär gestielten, vorderen Kreuzbandplastiken (Lindemann). Chirurg 55: 710–716
441. Wagner M, Kern H, Trojan E (1985) Nachbehandlung frischer operierter Kapsel-Band-Verletzungen des Kniegelenkes. Unfallchirurgie 11: 302–308
442. Wagner UA, Gotzen L (1989) Experimentelle und intraoperative Isometriemessungen als Qualitätskontrolle bei der Rekonstruktion des vorderen Kreuzbandes. Chir Forum, Langenbecks Arch Chir [Suppl] 249–253
443. Wallat A, Letsch R (1993) Das krankengymnastische Weiterbehandlungskonzept nach alloplastischem Kreuzbandersatz. Krankengymnastik 45: 958–963
444. Weber W, Weber E (1836) Die Mechanik der menschlichen Gehwerkzeuge. Dieterichsche Buchhandlung, Göttingen
445. Weckbach A, Kunz E, Kirchner T (1990) Der alloplastische Bandersatz. Eine Untersuchung zur biologischen Verankerung von 5 nicht resorbierbaren Materialien. Unfallchirurg 93: 380–383
446. Weigert M, Spich P (1986) Die doppelläufige Semitendinosusplastik zum Ersatz des vorderen Kreuzbandes. Z Orthop 124: 270–272
447. Weikamp E, Schneider PG (1991) Akute ACL-Rupturen, Polypropylenband-Augmentation in neuer Technik (Meißeltechnik) mit Ergebnissen. Z Orthop 129: 477–479
448. Weiss AB, Blazina ME, Goldstein AR, Alexander H (1985) Ligament replacement with an absorbable copolymer carbon fiber scaffold – early clinical experience. Clin Orthop Relat Res 196: 77–85
449. Wening VJ, Loeck A, Lorke DE (1993) Veränderungen am N. femoralis und am medialen Artikularnerv nach medialer Arthrotomie und vorderem Kreuzbandersatz. Unfallchirurgie 19: 65–73
450. Wentzensen A (1987) Ergebnisse bei isoliertem Ersatz des hinteren Kreuzbandes. BG U Med 64: 257–260
451. Wilk RM, Richmond JC (1993) Dacron ligament reconstruction for chronic anterior cruciate ligament insufficiency. Am J Sports Med 21: 374–380
452. Wirth CJ (1989) Kreuzbandverletzungen des Kniegelenkes. Orthopäde 18: 302–314
453. Wirth CJ, Kohn D (1989) Eine neue Technik des vorderen Kreuzbandersatzes mit dem Patellarsehnendrittel. Operat Orthop Traumatol 1: 219–227
454. Wirth CJ, Kohn D (1990) Reconstruction of the anterior cruciate ligament. A new positioning and fixation technique. Am J Sports Med 18: 154–159

455. Wissing H, Weiss H (1984) Verletzungsmuster, operative Versorgungstechnik und Ergebnisse nach Versorgung von 96 frischen Kniebandverletzungen. Hefte Unfallheilkd 167: 424–429
456. Wittek A (1927) Zur Naht der Kreuzbandverletzung am Kniegelenk. Zentralbl Chir 25: 1538–1541
457. Wittek A (1933) Binnenverletzungen des Kniegelenkes. Verh Dtsch Orthop Ges 27: 204–223
458. Wittek A (1935) Kreuzbandersatz aus dem Lig. patellae (nach zur Verth). Schweiz Med Wochenschr 41: 103–104
459. Witvoet J, Christel P (1985 a) Treatment of chronic anterior knee instabilities with combined intra- und extra-articular transfer augmented with Carbon-PLA fibres. Clin Orthop Relat Res 196: 143–158
460. Witvoet J, Christel P (1985 b) Renforcement des plasties du ligament croisé antérieur par des fibres de carbone. Rev Chir Orthop 71 : 121–125
461. Witzel U, Von Hasselbach C (1987) Die mechanische Belastbarkeit des Trevirabandes als vorderes und hinteres Kreuzband im Kniesimulator. Berichtsband 1. Arbeitstagung Alloplastischer Bandersatz aus Trevira hochfest. Telos, Eigenverlag, Hungen
462. Witzel U, Krudwig WK (1992) Stellungnahme zu G. Sowa, J. Sowa, J. Koebke: Alloplastischer Ersatz des vorderen Kreuzbandes. Unfallchirurgie 18: 251–253
463. Witzel U, Paar O, Kerschen J, Krudwig W (1991) Biomechanische Untersuchungen zu isometrischen Zwei- und Einkanaltechniken beim vorderen und hinteren alloplastischen Kreuzbandersatz. Berichtsband DVM/AO Tagung 11: 27–34, Deutscher Verband für Materialforschung und -prüfung. Eigenverlag, Berlin
464. Wolter D, Burri C, Helbing G, Mohr W, Rüter A (1978) Die Reaktion des Körpers auf implantierte Kohlenstoffmikropartikel. Arch Orthop Traum Surg 91: 19–29
465. Woo SLY, Hollis JM, Adams DJ, Lyon RM, Takai S (1991) Tensile properties of the human femur-anterior cruciate ligament-tibia complex. Am J Sports Med 19: 217–225
466. Yasuda K, Ohkoshi Y, Tanabe Y, Kaneda K (1992) Quantitative evaluation of knee instability and muscle strength after anterior cruciate ligament reconstruction using patellar and quadriceps tendon. Am J Sports Med 20: 471–475
467. Zichner L (1985) Kreuzbandersatz mit heterologen Bindegewebsstrukturen. Unfallchirurgie 11: 238–241
468. Zichner L, Sztulman A (1986) Kreuzbandersatz mit heterologen Bindegewebsstrukturen. Orthop Prax 22: 332–336

**Anhang:**
**Nachuntersuchungsbögen der klinischen Studie**

# Knieuntersuchungsbogen
(Lysholm-Score) (Am J Sports Med 10: 150, 1982)

```
Patient:
Name:
Vorname:
Geb.-Datum:
♂   ♀   li.   re.   frisch   alt
```

| Hinken | 0 | 1 | 2 | 5 |
|---|---|---|---|---|
| kein | 5 | 5 | 5 | 5 |
| leicht/zeitweise | 3 | 3 | 3 | 3 |
| deutlich/immer | 0 | 0 | 0 | 0 |

| Gehstützen | 0 | 1 | 2 | 5 |
|---|---|---|---|---|
| keine | 5 | 5 | 5 | 5 |
| Gehstütze | 2 | 2 | 2 | 2 |
| nicht belastbar | 0 | 0 | 0 | 0 |

| Schwellung | 0 | 1 | 2 | 5 |
|---|---|---|---|---|
| keine | 10 | 10 | 10 | 10 |
| n. bes. Aktiv. | 6 | 6 | 6 | 6 |
| n. norm. Aktiv. | 2 | 2 | 2 | 2 |
| immer | 0 | 0 | 0 | 0 |

| Blockaden | 0 | 1 | 2 | 5 |
|---|---|---|---|---|
| keine | 15 | 15 | 15 | 15 |
| Pseudoblockade | 10 | 10 | 10 | 10 |
| einzelne | 6 | 6 | 6 | 6 |
| häufige | 2 | 2 | 2 | 2 |
| blockiert | 0 | 0 | 0 | 0 |

| Treppensteigen | 0 | 1 | 2 | 5 |
|---|---|---|---|---|
| ohne Probleme | 10 | 10 | 10 | 10 |
| geringe Probleme | 6 | 6 | 6 | 6 |
| nur schrittweise | 2 | 2 | 2 | 2 |
| nicht möglich | 0 | 0 | 0 | 0 |

| Hackensitz | 0 | 1 | 2 | 5 |
|---|---|---|---|---|
| ohne Probleme | 5 | 5 | 5 | 5 |
| geringe Probleme | 4 | 4 | 4 | 4 |
| nicht mehr als 90° u. Belast. | 2 | 2 | 2 | 2 |
| nicht möglich | 0 | 0 | 0 | 0 |

| Instabilität | 0 | 1 | 2 | 5 |
|---|---|---|---|---|
| kein Instab.-Gefühl | 25 | 25 | 25 | 25 |
| selten b. Anstreng. oder Sport | 20 | 20 | 20 | 20 |
| öfters b. Anstreng. oder Sport | 15 | 15 | 15 | 15 |
| selten b. gewöhnl. Belastung | 10 | 10 | 10 | 10 |
| öfters b. gewöhnl. Belastung | 5 | 5 | 5 | 5 |
| immer, bei jedem Schritt | 0 | 0 | 0 | 0 |

| Schmerzen | 0 | 1 | 2 | 5 |
|---|---|---|---|---|
| keine | 25 | 25 | 25 | 25 |
| leichte, gelegentl. | 20 | 20 | 20 | 20 |
| bei und nach Kraftanstrengungen immer | 15 | 15 | 15 | 15 |
| nach Gehen > 2 km | 10 | 10 | 10 | 10 |
| nach Gehen < 2 km | 5 | 5 | 5 | 5 |
| immer, bei jedem Schritt | 0 | 0 | 0 | 0 |

Aktivitätsgrad

Hochleistungssport

Leistungssport

Sportlich

ohne Sport

niedrig

0    1 Jahr    2 Jahre    5 Jahre

Summe:
(Lysholm-score)

## OAK-Evaluationsbogen
(Müller W et al. OAK-knee evaluation. Clin Orth 232: 37, 1988)

Problemkreis (Kategorien):
A = Schmerzen, B = Beweglichkeit, C = Stabilität, D = Funktion

| Kriterium: | Bewertung | | | | A | B | C | D | Tot. |
|---|---|---|---|---|---|---|---|---|---|
| **Anamnese:** | | | | | | | | | |
| Schmerzen | (5=keine, | 3=selten, | 2=häufig, | 0=ständig) | ☐ | | | | |
| Schwellungen | (5=keine, | 3=selten, | 2=häufig, | 0=ständig) | ☐ | | | | |
| Giving way | (5=kein, | 2=selten, | 0=regelmäßig) | | | | ☐ | | |
| Arbeit | (5=voll, | 2=teilw., | 1=Wechsel | 0=unmögl.) | | | | ☐ | |
| Sport | (5=voll, | 3=beschr., | 1=st. beschr., | 0=unmöglich) | | | | ☐ | |
| **Allg. Untersuchungsbefund:** | | | | | | | | | |
| Erguß/Schwellung | (5=kein, | 3=gering, | 1=mäßig | 0=massiv) | ☐ | | | | |
| Druckdolenz | (5=keine, | 3=gering, | 1=mäßig | 0=stark) | ☐ | | | | |
| OS-U.-Diff. | (5=keine, | 3=2 cm, | 1=>2 cm) | | | ☐ | | | |
| Ext. defizit (passiv) | (5=kein, | 3=−5°, | 1=−10°, | 0=>10°) | | ☐ | | | |
| Flexion (passiv) | (5=frei, | 3=>120°, | 1=>90°, | 0=<90°) | | ☐ | | | |
| **Instabilität:** | | | | | | | | | |
| nach vorn | (5=keine, | 4=+, | 2=++ | 0=+++) | | | ☐ | | |
| nach hinten | (5=keine, | 4=+, | 2=++ | 0=+++) | | | ☐ | | |
| Lachman | (5=keine, | 4=+, | 2=++ | 0=+++) | | | ☐ | | |
| Valgus (30°) | (5=keine, | 4=+, | 2=++ | 0=+++) | | | ☐ | | |
| Varus (30°) | (5=keine, | 4=+, | 2=++ | 0=+++) | | | ☐ | | |
| pivot shift | (5=keine, | 3=fragl., | 0=positiv) | | | | ☐ | | |
| revers. pivot shift | (5=kein, | 0=positiv) | | | | | ☐ | | |
| **Funktions-Tests:** | | | | | | | | | |
| 1-Beinsprung seitlich | (5=frei, | 3=mit Mühe, | 1=nicht möglich) | | | | | ☐ | |
| 1-Bein-Kniebeuge | (5=frei, | 3=mit Mühe, | 1=nicht möglich) | | | | | ☐ | |
| Entengang | (5=frei, | 3=mit Mühe, | 1=nicht möglich) | | | | | ☐ | |

| | A | B | C | D | Tot. |
|---|---|---|---|---|---|
| I. Max. Punktzahl je Kategorie | 20 | 15 | 40 | 25 | 100 |
| II. Aktuelle Punktzahl je Kategorie | ☐ | ☐ | ☐ | ☐ | |
| III. Fehlende Punkte je Kategorie | ☐ | ☐ | ☐ | ☐ | |

Beurteilung:

**sehr gut** ☐ ☐ ☐ ☐ ☐
(total > 90 Pkt. + Kategorien 0–4 Pkt. fehlend. kein Parameter 0 Pkt.)
**gut** ☐ ☐ ☐ ☐ ☐
(total 81–90 Pkt., 5–9 Pkt. fehlend. kein Parameter 0 Pkt.)
**mäßig** ☐ ☐ ☐ ☐ ☐
(total 71–0 Pkt., 10–4 Pkt. fehlend. einzelner Parameter 0 Pkt.)
**schlecht** ☐ ☐ ☐ ☐ ☐
(total < 70 Pkt., > 15 Pkt. fehlend. o. schlecht in 1 Kategorie)

## IKDC-Knie-Evaluationsbogen
(International Knee-Documentation Committee. Int. Society of the Knee Meeting, Toronto 1991)

|  | normal<br>A | fast<br>normal<br>B | einge-<br>schränkt<br>C | deutlich<br>einge-<br>schränkt<br>D | Beurteilung<br>A B C D |
|---|---|---|---|---|---|

### I. Anamnese:
früheres sportliches Niveau (Skala 0–3) ☐ 0  ☐ 1  ☐ 2  ☐ 3

jetziges sportliches Niveau (Skala 0–3) ☐ 0  ☐ 1  ☐ 2  ☐ 3

(0 = Kontaktsport, Fußball; 1 = Ski, Tennis; 2 = Joggen, Schwimmen; 3 = kein Sport)

Belastbarkeit des verletzten Kniegelenkes (Gesund = 100%)  ____ % (VAS)   ☐ ☐ ☐ ☐

### II. Symptome:
(Zuordnung nach zahlenmäßig höchstem Aktivitätsniveau)

| | 1<br>starke<br>Aktivität | 2<br>mäßige<br>Aktivität | 3<br>leichte<br>Aktivität | 4<br>Alltags-<br>belastung | |
|---|---|---|---|---|---|
| Schmerzen: | ☐ | ☐ | ☐ | ☐ | |
| Schwellung: | ☐ | ☐ | ☐ | ☐ | |
| Giving way (teilweise): | ☐ | ☐ | ☐ | ☐ | |
| Giving way (vollständig): | ☐ | ☐ | ☐ | ☐ | ☐ ☐ ☐ ☐ |

### III. Bewegungsausmaß:
verl. Seite: __/__/__  ges. Seite: __/__/__

Streckdefizit:  ☐ < 3°   ☐ 3–5°   ☐ 6–10°   ☐ > 10°

Beugedefizit:  ☐ 0–5°   ☐ 6–15°   ☐ 16–25°   ☐ > 25°   ☐ ☐ ☐ ☐

### IV. Stabilität (in mm):
Lachman-Test (25° Flex.):  ☐ 1–2   ☐ 3–5   ☐ 6–10   ☐ > 10

man. ☐  instrum. ☐  radiol. ☐

Endpunkt: fest ☐  weich ☐

totale a.p.-Translat. (70° Flex.)  ☐ 0–2   ☐ 3–5   ☐ 6–10   ☐ > 10

Valgus-Instab.  ☐ 0–2   ☐ 3–5   ☐ 6–10   ☐ > 10

Varus-Instab.  ☐ 0–2   ☐ 3–5   ☐ 6–10   ☐ > 10

Pivot-shift:  ☐ neg.   ☐ +   ☐ ++   ☐ +++

reversed pivot-shift:  ☐ neg.   ☐ +   ☐ ++   ☐ +++   ☐ ☐ ☐ ☐

### V. Kompartimente:
Reiben patellofemoral:  ☐ nein   ☐ mäßig   ☐ schwer

Reiben med. Kompartment:  ☐ nein   ☐ mäßig   ☐ schwer

Reiben lat. Kompartment:  ☐ nein   ☐ mäßig   ☐ schwer   ☐ ☐ ☐ ☐

### VI. Röntgen-Befund:
Verschmälerung med. Gelenkspalt: ☐ nein   ☐ < 50%   ☐ > 50%

Verschmälerung lat. Gelenkspalt: ☐ nein   ☐ < 50%   ☐ > 50%

Verschmälerung patellofemoral: ☐ nein   ☐ < 50%   ☐ > 50%   ☐ ☐ ☐ ☐

### VII. Funktionstest:
one leg hop (% zur Gegenseite): ☐ 100–90%   ☐ 90–76%   ☐ 75–50%   ☐ < 50%   ☐ ☐ ☐ ☐

Abschlußbeurteilung:   ☐ ☐ ☐ ☐

Auswertung: – das schlechteste Ergebnis bestimmt die Bewertung der Kategorie
– das schlechteste Ergebnis in einer Kategorie bestimmt das Abschlußergebnis

## Erhebungsbogen subjektiver Kniebeschwerden
(Hughston Sportmedicine Foundation)
(Flandry F et al.: Analysis of subjective knee complaints using visual analog scales. Am J Sports Med 19 (2): 112, 1991)

Name: _____

Datum: _____  Seite: ☐ L  ☐ R

Bitte markieren Sie den Punkt, der den Zustand Ihres Kniegelenkes, bezogen auf die beiden genannten Extreme, am besten beschreibt.

1) Wie oft schmerzt Ihr Knie?
   niemals    ▢▢▢▢▢▢▢▢▢▢    immer, sogar in Ruhe

2) Wie ausgeprägt sind die Schmerzen im schlimmsten Fall?
   keine    ▢▢▢▢▢▢▢▢▢▢    schwer, mit regelmäßiger Einnahme von Schmerztabletten

3) Schwillt Ihr Knie an?
   niemals    ▢▢▢▢▢▢▢▢▢▢    immer, sogar in Ruhe

4) Haben Sie ein instabiles Gefühl im Knie (Wegknicken bei Belastung)?
   niemals    ▢▢▢▢▢▢▢▢▢▢    Ich muß mein Knie schützen, um nicht bei Aktiv. d. tägl. Lebens wegzuknicken.

5) Blockiert Ihr Kniegelenk, so daß Sie es nicht mehr ausstrecken können?
   niemals    ▢▢▢▢▢▢▢▢▢▢    Ich muß mein Knie schützen, damit es nicht bei Aktiv. d. tägl. Lebens blockiert.

6) Verspüren Sie ein Schnappen im Kniegelenk bei Bewegung?
   niemals    ▢▢▢▢▢▢▢▢▢▢    Ich muß achtgeben, um ein Knieschnappen bei alltäglichen Belastungen zu vermeiden.

7) Ist Ihr Knie steif?
   nein    ▢▢▢▢▢▢▢▢▢▢    Ich kann mein Knie wegen Steifigkeit kaum bewegen.

8) Können Sie auf ebenem Boden gehen?
   kein Problem    ▢▢▢▢▢▢▢▢▢▢    nicht möglich

9) Können Sie auf unebenem Boden, steigendem oder absteigenden Gelände gehen?
   kein Problem    ▢▢▢▢▢▢▢▢▢▢    nicht möglich

10) Benötigen Sie Gehstützen, einen Spazierstock o. ähnliches zum Gehen?
    niemals    ▢▢▢▢▢▢▢▢▢▢    immer

11) Fühlen Sie ein Gelenkreiben beim Gehen?
    gar nicht    ▢▢▢▢▢▢▢▢▢▢    schwer

12) Haben Sie Schwierigkeiten beim Herumdrehen auf dem Knie?
    gar nicht    ▢▢▢▢▢▢▢▢▢▢    schwer

13) Haben Sie Probleme beim Tragen schwerer Lasten wegen Ihres Kniegelenks?
    keine    ▢▢▢▢▢▢▢▢▢▢    nicht möglich    ☐ nicht versucht

14) Haben Sie Probleme beim Treppenhochsteigen?
    keine    ▢▢▢▢▢▢▢▢▢▢    nicht möglich    ☐ nicht versucht

# Nachuntersuchungsbögen der klinischen Studie

15) Haben Sie Probleme beim Treppenheruntersteigen?
    keine  ☐☐☐☐☐☐☐☐☐☐  nicht möglich  ☐ nicht versucht

16) Haben Sie Probleme beim Laufen?
    keine  ☐☐☐☐☐☐☐☐☐☐  nicht möglich  ☐ nicht versucht

17) Haben Sie Probleme beim Abstoppen beim Laufen oder Joggen?
    keine  ☐☐☐☐☐☐☐☐☐☐  nicht möglich  ☐ nicht versucht

18) Haben Sie Probleme beim plötzlichen Richtungswechsel?
    keine  ☐☐☐☐☐☐☐☐☐☐  nicht möglich  ☐ nicht versucht

19) Haben Sie Probleme beim Springen?
    keine  ☐☐☐☐☐☐☐☐☐☐  nicht möglich  ☐ nicht versucht

20) Haben Sie Probleme beim Wettkampfsport?
    keine  ☐☐☐☐☐☐☐☐☐☐  nicht möglich  ☐ nicht versucht

21) Haben Sie nächtliche Schmerzen?
    keine  ☐☐☐☐☐☐☐☐☐☐  schwer

22) Haben Sie Probleme beim Knien auf dem Knie?
    keine  ☐☐☐☐☐☐☐☐☐☐  nicht möglich  ☐ nicht versucht

23) Haben Sie Probleme beim tiefen Hocken?
    keine  ☐☐☐☐☐☐☐☐☐☐  nicht möglich  ☐ nicht versucht

24) Haben Sie Probleme beim Ein- und Aussteigen aus dem Auto?
    kein Problem  ☐☐☐☐☐☐☐☐☐☐  nicht möglich

25) Schmerzt Ihr Knie beim Sitzen?
    niemals  ☐☐☐☐☐☐☐☐☐☐  immer

26) Haben Sie Probleme beim Hinsetzen oder Aufstehen von einem Stuhl?
    kein Problem  ☐☐☐☐☐☐☐☐☐☐  nicht möglich

27) Haben Sie ein steifes Gefühl oder Beschwerden, wenn Sie anfangen zu laufen?
    niemals  ☐☐☐☐☐☐☐☐☐☐  immer

28) Haben Sie Probleme beim Herumdrehen im Bett?
    kein Problem  ☐☐☐☐☐☐☐☐☐☐  nicht möglich

**Auswertung:**
– Bewertung der Analogskala in 10er Schritten.
– Durchschnitt aller Fragen in % (max. 100%)

## Tegner-Aktivitätsskala

(Tegner Y, Lysholm J: Rating systems in the evaluation of knee ligament injuries. Clin Orthop 198: 43, 1985)

10 Wettkampfsport
  (Fußball – nationales oder
  internationales Niveau

9 Wettkampfsport
  Fußball – untere Ligen
  Eishockey
  Ringen
  Turnen

8 Wettkampfsport
  Squash/Badminton
  Leichtathletik (Springen)
  alpiner Skilauf

7 Wettkampfsport
  Tennis
  Leichtathletik (Laufen)
  Motocross/Speedway
  Handball/Basketball
  Freizeitsport
  Fußball
  Eishockey
  Squash
  Leichtathletik (Springen)
  Geländelauf

6 Freizeit-/Breitensport
  Tennis/Badminton
  Handball/Basketball
  Alpiner Skilauf
  Joggen (>5x/Woche)

5 Arbeitsbelastung
  schwere körperliche Arbeit
  Wettkampfsport
  Radfahren, Skilanglauf
  Breitensport
  Joggen (>2x/Woche)

4 Beruf: mäßige körperliche Arbeit
  (z. B. LKW-Fahrer)
  Freizeitsport
  Radfahren
  Skilanglauf
  Jogging

3 Beruf: leichte körperliche Arbeit
  (Krankenschwester)
  Wettkampf- o. Freizeitsport:
  Schwimmen, Wandern
  Schwimmen, Wandern

2 Beruf: leichte Arbeit
  Gehen auf unebenem Boden möglich

1 Beruf: sitzende Tätigkeit
  Gehen auf ebenem Boden möglich

0 Berufsunfähigkeit aufgrund von
  Knieproblemen, Gehhilfen

Aktivitätsscore: _____

# Sachverzeichnis

Abriebpartikel 29
Arthrofibrose 52, 110
Arthrolyse 110
Arthrose 13, 46, 67, 117, 119
Arthrose
– entwicklung 68, 119, 127
– index 68
Arthroskopie 35, 109, 117
Arthrotomie 35, 109
Augmentation 24, 25, 128

Bandprothese 27
Begleitschäden/-verletzungen 48, 63, 116
Belastungsprüfung 28, 85
Biokompatibilität 28
Bohrkanal 35
Bone drifting 99, 119, 124, 128
Bruchlast, maximale 33, 91, 93, 125

Chondropathia patellae 115
Composite graft 3, 24, 25
CPM (Continuous passive motion) 113

Dacron-Band 7
Dehnung 96, 124
Doppelklammer 90, 101

Einwachsverhalten 29
Einzelklammer 89, 98
Elongation 92, 96
Endobutton 73

Fascia lata 2, 3, 16
Fastlok 73
Fraktur 80
Fremdkörperreaktion 29, 111
Frühversorgung 110

Gelenkerguß 1
Gipsruhigstellung 1, 113
Giving-way 11, 48
Gore-Tex-Band 6
Gürtelschnallentechnik 90, 101

H/Q-Quotient 45, 46, 115
Hämarthros 1, 48, 53, 108

Hot-Dog-Technik 25, 128
Hysterese(versuche) 92, 104, 124

IKDC-Schlüssel 40, 41, 45, 50, 57, 120, 122, 127
Immobilisationsschaden 113
Innenbandruptur 48, 53, 116
Isokinetik 41, 45, 66, 71, 114
Isometrie(punkte) 10, 35, 76, 108, 111

Kennedy-LAD 6, 25
Klammerlockerung 77
– ausriß 60, 61
– bruch 77
Klemmhülse 81, 83, 91
Klemmstift 81, 84
Kohlefaserband 5, 6, 26
Komplexinstabilität 40
Komplikationen 52, 58
Krallenplatte 73
Kreuzbandausriß, knöchern 2
Kreuzbandersatz
– alloplastisch 2, 26
– allogen 23
– autogen 5, 18, 19, 22, 83
– xenogen 24
Kreuzbandnaht 1, 15
Kreuzbandruptur 35
– inkomplett 13
– tibial 48, 53
– femoral 48, 53
– isoliert 108
KT 1000 41, 51, 58, 69, 109, 119

Lachman-Test
– klinisch 2, 15, 34, 48, 53, 69, 109
– radiologisch 4, 43, 69, 119
Langzeithaltbarkeit 125
Laxität 11, 51, 58
Leeds-Keio-Band 6, 26, 28
Leitbündel 10, 108
Ligamentisation 20
Load-sharing 17
Lysholm-Score 41, 50, 54, 58, 64, 66, 71, 115, 116, 121

M. quadriceps 13
Materialermüdung 27, 33

# Sachverzeichnis

Maximalkraft 45, 67
Miniarthrotomie 35, 109

Nahtprotektion 16, 17, 32, 53, 107, 112, 119, 128
Notch-Plastik 35

OAK-Score 41, 50, 57, 71, 122
Operationszeitpunkt 110, 126
Orthese 113, 114
Over-the-Top 10, 17, 23, 25, 27, 35, 110, 111, 125

Patellarsehne 18, 19, 128, 130
PDS 8
Peroneusparese 77
Pivot-Shift 2, 15, 27, 34, 48, 110
Pollerschraube 73
Proflexband 7

Reinsertion 53
Reißfestigkeit 11, 18, 28, 107
Risikofaktoren 14
Ruptur
– Lokalisation 109
– Rate 112
– Treviraband 52, 60, 61, 111

Salvage cases 32, 119
Salvage procedure 30, 40, 48, 107, 110
Schlupf 76, 123
Schubladentest 34
Score 41, 71, 121
Seide 2, 4, 5
Sekundärstabilisatoren 11, 13
Semitendinosussehne 22
Sensibilitätsstörungen 109

Skilaufen 9
Sofortbelastbarkeit 128
Stabilisation, extraartikulär 38, 110
Stabilitätslücke 20, 21, 131
Staples 73
Steifigkeit 91, 95
Streckapparat 21
Streckdefizit 22
Stress-sharing 25
Stress-shielding 25
Sudeck-Dystrophie 59, 127

T-Differenz 69, 118
Tegner Activity Scale 41, 50, 57
Tension Isometer 35
Therapie, konservativ 12
Translation 10, 41, 108, 124, 126
Trevira (band) 7, 28, 29, 32, 33, 36, 107, 113

Unfallursache 41
Unhappy triad 116

Validität 71, 121
Verankerung 73
– Haltekraft 77
Versagensgrenze 91
Versagensmuster 98
Visual Analog Scale (VAS) 41, 50, 57, 71, 122
Vorspannung 36, 76, 85, 124

Z-Technik 90, 101
Zugkräfte 11
Zusatzverletzungen 53
Zweikanaltechnik 107, 110, 125
Zyklops-Syndrom 19, 22

# Springer und Umwelt

Als internationaler wissenschaftlicher Verlag sind wir uns unserer besonderen Verpflichtung der Umwelt gegenüber bewußt und beziehen umweltorientierte Grundsätze in Unternehmensentscheidungen mit ein. Von unseren Geschäftspartnern (Druckereien, Papierfabriken, Verpackungsherstellern usw.) verlangen wir, daß sie sowohl beim Herstellungsprozess selbst als auch beim Einsatz der zur Verwendung kommenden Materialien ökologische Gesichtspunkte berücksichtigen.

Das für dieses Buch verwendete Papier ist aus chlorfrei bzw. chlorarm hergestelltem Zellstoff gefertigt und im pH-Wert neutral.

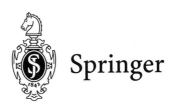

Druck: Saladruck, Berlin
Verarbeitung: Buchbinderei Lüderitz & Bauer, Berlin